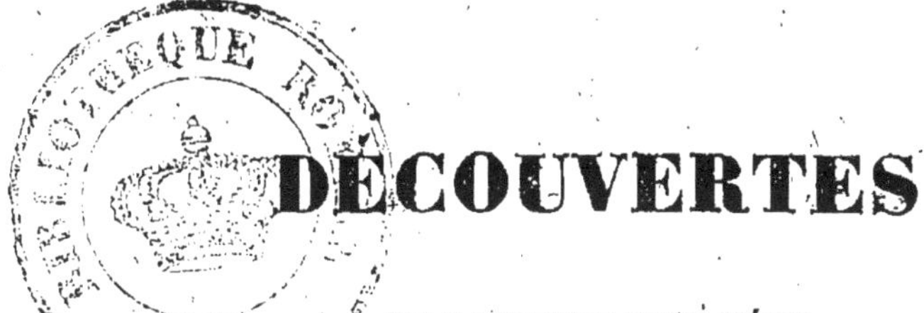

DÉCOUVERTES

SUR LA NATURE ET LE SIÉGE

DE LA MIGRAINE

ET DE LA SURDITÉ

(HÉMICRANIE)

ET LEUR NOUVEAU TRAITEMENT.

PAR M. MENE (MAURICE),

DOCTEUR EN MÉDECINE DE LA FACULTÉ DE PARIS, ANCIEN ÉLÈVE DES HOPITAUX CIVILS DE LA MÊME VILLE, PROSECTEUR DE MÉDECINE OPÉRATOIRE, MEMBRE DE PLUSIEURS SOCIÉTÉS SAVANTES, NATIONALE ET ÉTRANGÈRES, ETC.

SECONDE ÉDITION REVUE ET AUGMENTÉE.

PRIX : 1 FR. 50 CENT.

PARIS,

CHEZ L'AUTEUR, RUE DU COLOMBIER, N° 6,
PRÈS LA RUE DE SEINE, FAUBOURG SAINT-GERMAIN.

1836

Le docteur Mène-Maurice donne ses consultations les *mardi*, *jeudi* et *samedi*, de 2 heures à 4 heures.

DÉPOTS DE L'HUILE ACOUSTIQUE.

A Agen, Pons. — Amiens, Bord. — Besançon, Achaintre, rue Marengo. — Arras, Lemaire. — Auch, Boubée. — Bâle (Suisse), Christ. Bourcard. — Caen, Roussette, successeur de M. Bacon, place Royale. — Bayonne, Lebeuf. — Bordeaux, Tapie, rue Judaïque. — Brest, Legleau. — Clermont-Ferrand, Aubergier. — Dijon, Darantière. — Douai, Lemaire. — Havre, Daupely. — Genève (Suisse), Peschier. — Lyon, Aguettaut, place Confort. — Lille, Tripier frères, rue Esquermoise, n. 50. — Lorient, Garnier. — La Rochelle, Fleury. — Marseille, Thumen — Metz, Haquardio. — Mulhausen, Clode. — Au Mans, Gadois. — Moulins, Bertholen. — Nantes, Vidie. — Nîmes, Domergue, rue de la Fruiterie. — Perpignan, Fadié. — Puy (au) Joyeux. — Poitiers, Chandor. — Orléans, Pâhue. — Limoges, Malaud aîné. — Pau, Toulin. — Bruxelles, Milles, rue Verte, 7. — Rouen, Beauclair. — Rhodez, Azémar. — Strasbourg, Koffmann, rue de la Mezange. — Toulouse, Ferrier père, rue de la Pomme. — Toulon, Méric. — Rennes, Fleury. — Montpellier, Olivier. — Valognes, Leclerc. — Sedan, Berthe. — Angers, Guérineau. — Avignon, Castein. — Brest, Legléau. — Amsterdam, Massignac, Caalvestrad. — All. — Hambourg. — Franz Ditter. — Liepzig. — Carl. Gœring. — Francfort-sur-le-Mein, Frédéric Kranss, place royale. — La Haye, Prosper, négociant. — A Liége, Gillon, rue du pont de Namur. — Grenoble, Plana. — Angleterre : Mauduit, 41, Regent-Circus-Piccadilly. — Birmingham, Rodway, 58 Edybaston's. — Belgique : Namur, Jourdan.

Chaque flacon est accompagné d'une instruction détaillée et d'une étiquette signées par nous.

Prix : 10 fr. le flacon.

IMPRIMERIE DE DUCESSOIS,
Quai des Augustins, 55.

Mene.

DÉCOUVERTES

SUR LA NATURE

ET LE SIÉGE DE LA MIGRAINE

ET DE LA SURDITÉ

(HÉMICRANIE)

ET LEUR NOUVEAU TRAITEMENT.

Avant de traiter de ces deux affections, nous croyons utile de donner une idée générale de la tête, et des organes qui paraissent être le foyer de ces maladies.

DE LA TÊTE.

La tête, du grec *kephalê* et du latin *caput*, est l'organe qui occupe l'extrémité supérieure du corps, proportionnellement beaucoup plus développée dans l'espèce humaine que chez les animaux, divisée en crâne et en face, composée de 63 os. Le crâne occupe toute la partie supérieure, et renferme l'encéphale (cerveau) composé de 8 os seulement. La face n'occupe que la moitié antérieure, et a pour usage de servir de réceptacle à la plus part des organes des sens; elle est formée, de 55 os : total 63.

DU CERVEAU.

Le cerveau est une masse pulpeuse, renfermée dans le crâne, d'une odeur particulière, enveloppée par 3 membranes nommées 1° dure-mère, 2° arachnoïde, 3° pie-mère. Le cerveau est *divisé en deux* parties appelées hémisphères. La partie supérieure porte le nom de cerveau proprement dit, l'inférieure et postérieure, celui de cervelet et la partie moyenne cuisses de la moëlle alongée. Les deux hémisphères semblent se réunir en dedans au moyen d'un corps nommé calleux, cet organe donne naissance au système nerveux qui va se disséminer à l'infini dans toutes les parties du corps, pour y porter la vie; il est en outre le centre et l'organe matériel de la pensée, des sentiments moraux et des fonctions intellectuelles. D'après Gall, chaque partie qui le compose est affectée à une faculté particulière, il devient par conséquent le centre de toutes les sensations auxquelles le corps est soumis, etc.

DE L'OREILLE EXTERNE.

L'oreille externe se compose d'un pavillon d'une figure irrégulière, placé à la partie latérale de la tête, recourbé en divers sens, ce qui produit deux éminences saillantes; elles portent le nom d'hélix et d'anthélix, forment une profondeur remarquable, située en arrière, et partagée en deux portions inégales par l'hélix : on la nomme conque. On observe en outre, au devant de l'orifice auditif, des mamelons qui se correspondent, un en arrière et l'autre en avant, on les appelle tragus et anti-tragus, leur sommet est souvent garni de quelques poils; le grand diamètre du pavillon est en haut, et le petit en bas; ce dernier forme un angle (lobe), c'est la partie qu'on perce pour suspendre les anneaux, la peau en est très-fine et transparente.

DU CONDUIT AUDITIF EXTERNE.

Ce conduit pénètre dans la profondeur de l'os temporal, entre l'articulation tempo-maxillaire et l'apophise mastoïde. Chez l'adulte, sa longueur est ordinairement d'un pouce, un peu plus considérable inférieurement que supérieurement, oblique de dehors en dedans et d'arrière en avant, limité en bas par la membrane du tympan. Il est en outre recouvert (dans toute son étendue) par un prolongement de la peau extérieure qui, arrivée au fond, se réfléchit à l'entour de cette membrane en formant une espèce de cul-de-sac. On rencontre aussi dans son trajet (surtout vers son orifice), un duvet très-fin. Elle est aussi traversée par un grand nombre de petits canaux excréteurs qui viennent des glandes dites cérumineuses, placées derrière et à son pourtour : ces glandes sécrètent la matière cireuse qu'on trouve dans le conduit auditif, etc.

MEMBRANE DU TYMPAN.

La membrane du tympan a été classée par Bichat au nombre des membranes céreuses, elle est ronde, très-mince, pas tout à fait aussi grande qu'une pièce de cinq sous, tendue, servant d'obturateur en formant une cloison un peu plus étendue que la paroi qu'elle bouche, ce qui lui permet de s'étendre ou de se relâcher suivant l'impression des sons qui viennent la frapper.

DU CÉRUMEN.

Matière jaune, gluante dans l'état de santé, secrétée par les glandes dites cérumineuses enclavées dans le tissu qui revet la membrane dudit conduit, et qui est excrétée continuellement dans celui-ci. La propriété de cette matière était restée inconnue jusqu'à nous; nous l'avons découverte il y a 10 ans, et nous avons publié sa propriété dans notre brochure sur la surdité. Il résulte, de nos observations, confirmées par les phénomènes propres à l'audition, que cette matière a la propriété d'imprimer à la membrane du tympan une souplesse convenable pour la perception des sons qui viennent la frapper, afin que cet organe les transmette à son tour à l'appareil auditif interne, et ensuite au cerveau qui en devient le juge. La découverte de cette propriété est d'une grande importance pour le mécanisme de l'audition, et pour les maladies de *l'oreille, etc.* Nous ne parlerons pas

Oreille moyenne ou *tympan.* Cavité d'une forme irrégulière et difficile à déterminer, placée entre le conduit auditif que nous venons de décrire et l'oreille interne, recouverte dans toute son étendue par une membrane muqueuse; qui communique avec l'air par un conduit nommé trompe d'Eustache, lequel va s'ouvrir à l'arrière-bouche près la fosse nasale postérieure. On a divisé le tympan en six parties, nommées parois :

1° *Paroi externe.* Bouchée en totalité par la membrane du tympan elle établit une ligne de démarcation avec l'oreille externe. La membrane du tympan forme une cloison un peu plus étendue que la paroi; ce qui lui permet de s'étendre ou de se relâcher suivant l'impression des sons qui viennent la frapper.

2° *Paroi interne.* Inclinée en arrière, un peu plus éloignée de l'externe supérieurement qu'inférieurement; on y trouve une ouverture nommée *fenêtre ovale;* elle fait communiquer le tympan avec le vestibule; elle est bouchée en outre par la base d'un petit os appelé *étrier*, embrassée par une membrane très fine qui l'unit d'une manière mobile à cette ouverture; au-dessous on trouve une petite saillie osseuse qui indique le passage de l'aquéduc de Fallope, ainsi qu'une autre petite éminence bornant en bas la fenêtre formée par le vestibule et par la rampe du limaçon; on lui a donné le nom de *promontoire.* On rencontre, un peu en arrière de ce promontoire, une autre ouverture (*fenestra rotonda*), fenêtre ronde, moins grande que la fenêtre ovale, qui fait communiquer la face interne du limaçon avec le tympan, ouverture fermée par une membrane spéciale.

3° *Paroi supérieure.* Elle ne présente rien de particulier que des vaisseaux qui communiquent avec les membranes du cerveau.

4° *Paroi inférieure.* On y rencontre la scissure glénoïde par laquelle sortent la corde du tympan et la longue apophyse du marteau et un muscle qui vient de ce petit os.

5° *Paroi postérieure.* En haut de cette paroi, on découvre un petit canal dirigé obliquement en bas et un peu en arrière au-dessous de l'enclume; son orifice est libre, il mène dans les cellules mastoïdes. Au-dessous de ces cellules, est une petite éminence creuse, *c'est la pyramide*, qui laisse sortir par son sommet le tendon du muscle de l'étrier; quelquefois le sommet de cette pyramide tient au promontoire par un filament.

6° *Paroi antérieure.* Elle présente une saillie, dite *beo de cuiller;* sa partie inférieure forme la portion osseuse de la trompe d'Eustache, conduit osso-cartilagino-membraneux qui va s'ouvrir derrière les fosses nasales postérieures et sert à faire communiquer l'air avec le tympan; sa longueur osseuse d'environ un pouce, et sa portion fibro-cartilagino-membraneuse d'un pouce à quatorze lignes : sa grosseur est à peu près celle d'un tuyau de plume de pigeon.

Des osselets contenus dans la cavité du tympan. La caisse du tympan est aussi traversée par quatre petits osselets, articulés entre eux et mus par des muscles particuliers étendus depuis la membrane du tympan à la fenêtre ovale; on les nomme, à cause de leur ressemblance, *marteau*, *enclume*, *étrier* et *lenticulaire;* leur volume est surtout remarquable chez le fœtus; la membrane muqueuse qui tapisse cette cavité leur sert de ligaments ; ils sont, en outre, pourvus des muscles qui leur permettent d'exécuter différents mouvements.

DE L'OREILLE INTERNE.

Cette partie de l'organe de l'ouïe, est cachée entre le tympan et le conduit auditif interne (trompe d'Eustache), formée de plusieurs cavités qui communiquent ensemble et qu'on désigne sous le nom de vestibule du limaçon et de canaux demi-circulairs.

Vestibule.

C'est une cavité d'une forme irrégulière, située en dedans du tympan et qui concourt à la formation d'un promontoire. Elle est partagée en deux portions inégales et de forme différente par une crête osseuse qui s'élève de sa paroi inférieure pour se terminer à la fenêtre ovale par un petit sommet.

On trouve dans le vestibule un grand nombre d'ouvertures, celles d'abord qui s'ouvrent à l'oreille moyenne et que nous avons nommées; en haut, les deux orifices inférieurs des canaux demi-circulaires ; en bas et en avant, l'orifice de la rampe externe du limaçon du bas ; en arrière, les deux ouvertures séparées, demi-circulaires, verticales, supérieures et horizontales ; en avant et en bas, l'orifice de la rampe externe du limaçon, et une autre ouverture commune aux canaux verticaux, et plusieurs autres pettis conduits qui donnent passage à des vaisseaux à des filets nerveux.

De l'*aqueduc du vestibule.* Il est étroit, et sert à faire communiquer cette cavité avec la base du crâne.

LE LIMAÇON.

Le limaçon est une cavité osseuse formée de deux canaux contournés en spirale à la manière des coquilles, creusé dans la partie antérieure du rocher (partie inférieure de l'os temporal), situé en avant et en dedans du vestibule et de la trompe, décrit deux spirales en sens inverses. On y observe en outre un noyau central, une lame qui forme les parois, appelée *lame des contours ;* elle est plongée dans le rocher, et y forme un espèce de demi-canal en s'avançant sur l'*infundibulum*. L'*axe* du limaçon commence vers le fond du conduit auditif interne, en avant et en dehors : sa base est creusée par un enfoncement qui loge la branche limacienne du nerf acoustique et la transmet dans l'intérieur de la cavité par un grand nombre de porosités; son sommet présente un enfonçement, c'est l'*infundibulum* (entonnoir).

Cloison spirale du limaçon. Elle partage cette cavité dans toute sa longueur en deux parties, elle finit sur l'axe par un petit bec, là où prend naissance la pointe de l'infundibulum, composée d'une partie osseuse et d'une autre membraneuse. Les deux cavités qui résultent de cette cloison ont été appelées *rampes du limaçon*, l'une interne, l'autre externe.

De l'*aquéduc du limaçon*. Son conduit est fort étroit; l'orifice supérieur s'aperçoit à la partie qui correspond au tympan près de la fenêtre ovale, et l'inférieur sur le bord postérieur du rocher; il manque quelquefois. Ce *limaçon* est, en outre, parcouru par des canaux nommés demi-circulaires, et entre dans cette cavité par cinq orifices. *Une membrane* très fine et très délicate tapisse toutes les cavités de l'oreille interne.. Les orifices isolés des canaux verticaux sont garnis chacun d'une espèce d'ampoule et viennent en commun aboutir dans un sac qui accompagne une portion du vestibule; ces portions sont remplies d'une humeur qui donne au sac commun l'apparence d'une bulle d'air, et le tout flotte dans le liquide que contient le labyrinthe. Un autre petit sac contigu tapisse le vestibule, et adhère à ses parois; il est aussi rempli d'humeur et renfermé dans la tunique épaisse dans laquelle viennent se perdre les ramifications des nerfs acoustiques, etc.

MÉCANISME DE L'AUDITION.

Comme on l'a vu dans la description qui précède, l'organe de l'audition est formé de trois parties bien distinctes; l'une placée à l'extérieur, destinée à recevoir la première impression des sons et les transmettre ensuite à l'oreille moyenne que celle-ci paraît en outre préparer pour l'oreille interne dans laquelle résident les nerfs chargés de les distinguer, et faire en outre juger au cerveau l'importance du sujet; avant que l'oreille n'exécute ce travail admirable, les sons y sont introduits par un mécanisme combiné. La configuration du pavillon dans l'homme, dit le professeur Richerand, n'est pas assez avantageuse pour que tous les rayons sonores qui viennent le frapper soient réfléchis sous un angle égal à celui de leur incidence pour qu'ils soient dirigés ensuite vers le conduit auditif externe, mais bien réunis en faisceaux, et dirigés après vers la conque en s'engageant dans ce conduit. Quoi qu'il en soit, une fois arrivés, les frémissements qu'ils produisent dans ses parois, contribuent à augmenter leur force. Touchant au fond de ce conduit, ils éprouvent une résistance opérée par la membrane du tympan tendue devant la cavité qui renferme les quatre petits osselets de l'ouïe; un air élastique, sans cesse renouvelé par la trompe d'Eustache, remplit la caisse du tambour, tandis que de petits muscles attachés au marteau et à l'étrier meuvent ces os, tendent ou relâchent les membranes auxquelles ils sont attachés, et mettent ainsi l'appareil auditif interne dans un juste rapport avec les sons extérieurs. Comme la membrane du tympan se trouve attachée par deux muscles au marteau, un antérieur et l'autre interne, chacun d'eux lui fait exécuter un mouvement de tension ou de relâchement, ce qui produit une augmentation ou un affaiblissement dans la perception des sons aigus. C'est par l'action de cette membrane que les muscles du marteau et de l'étrier deviennent les modulateurs des impressions des sons. Les vibrations, transmises par la membrane du tympan, sont communiquées aux autres membranes qui bouchent les fenêtres ronde et ovale, et, au moyen de celle-ci, à l'humeur aqueuse contenue dans l'oreille interne et dans laquelle baignent les houppes nerveuses acoustiques. Il paraît que les agitations de ce liquide ébranlent ces nerfs et déterminent les sensations. Les canaux demi-circulaires, le vestibule et le limaçon, doivent aussi avoir des fonctions importantes ignorées encore. La partie la plus essentielle dans les sensations des sons paraît être la pulpe molle des nerfs auditifs flottant dans le fluide gélatineux, contenu dans la poche membraneuse, mince et élastique, que l'on rencontre dans tous les animaux chez lesquels on a pu découvrir l'organe de l'ouïe. Cette espèce de gélatine est enveloppée chez l'écrevisse d'une lame fort dure; chez les animaux d'un ordre supérieur, son intérieur est divisé en plusieurs cavités; quoique cependant les volatiles n'en aient qu'une seule qui contienne les nerfs acoustiques. Dans l'homme et les quadrupèdes, l'organe de l'ouïe est plus compliqué, et caché dans une portion osseuse des plus dures, et séparé de l'extérieur de la tête par une cavité et un conduit que suivent les rayons sonores, comprimés en faisceaux par des cornets placés en dehors, et plus ou moins éloignés. On a prétendu que le pavillon de l'oreille pourrait être enlevé sans nuire à l'acte de l'audition; quant à nous, nous ne partageons pas cette opinion : à la vérité, il se peut qu'on entende bien lorsqu'on est près du foyer d'où partent les sons, mais non quand on en est éloigné. Nous avons été à même de l'observer chez des animaux à qui on avait enlevé en totalité *le pavillon auriculaire.*

TRANSMISSION DES SONS A L'ORGANE DE L'OUIE.

L'air est le fluide qui porte les sons à l'oreille; on observe cependant que les corps solides ou liquides les conduisent, mais toujours confusément. La transmission des sons dans l'air, s'opère par oscillations du corps sonore, et parvient par cela même jusqu'à l'organe des sens en déplaçant la couche d'air; ce déplacement ne peut avoir lieu sans éprouver de la résistance par la seconde couche aérienne, qui cède en réagissant sur la première; de sorte que, si l'on établit la même théorie à la troisième et à la quatrième couche de l'air, on sera convaincu que l'étendue des oscillations doit diminuer insensiblement au fur et à mesure qu'elle s'éloigne du corps qui les a produites, parce qu'elles éprouvent de la part des couches successives une pression continue; en se représentant ce mécanisme, on se rendra facilement compte des perceptions des sons.

DE LA MIGRAINE.

La migraine du latin *hemicrania*, du grec *hemi*, moitié, *kephalè* crâne; douleur plus ou moins forte de la moitié de la tête, occupant de préférence le devant des orbites, en s'étendant le long des sourcils et de la tempe, etc. Les auteurs, et en particulier, Sauvages la distinguent de la céphalée (douleur du cerveau), en ce que son siége n'est pas dans le cerveau, ni dans la partie du crâne qui couvre immédiatement cet organe, mais bien dans les sinus frontaux et l'orbite des yeux : nous ne pourrions donner une différence plus exacte, elle est claire et précise. Lorsque la migraine est légère, elle se manifeste seule sans presque influer sur les fonctions du cerveau et la douleur est supportable ; dans le cas contraire, et surtout lorsqu'elle est compliquée de maladies chroniques et principalement des viscères abdominaux (lequelles produisent toujours la céphalée) les accès deviennent terribles. La migraine et la céphalée coïncident ensemble et occasionnent les phénomènes suivants : chaleur, tension, fourmillements, élancements, picotements; quelques malades poussent des cris perçants et il leur semble qu'on leur enfonce des clous dans le crâne; d'autres éprouvent, dans les oreilles, des bourdonnements, des sifflements, des détonations et une espèce de musique continuelle; souvent la tête semble comprimée par un poids énorme.

La peau qui recouvre le crâne devient douloureuse, la douleur augmente surtout quand on touche les cheveux, elle s'étend quelquefois sur les joues, le malade est abattu et absorbé, il y a des vomissements fréquents. Lorsque la céphalée complique la migraine à un haut degré, les malades éprouvent de l'assoupissement, les yeux sont sensibles à la lumière, le sommeil est troublé par des rêves, les idées se succèdent avee rapidité et incohérence, le malade est triste, morose, recherche la solitude et l'obscurité. L'ouïe est sensible, tout le corps fatigué, les membres comme rompus, le pouls fort, les vaisseaux veineux sont très prononcés, particulièrement au col; il y a soif, inappétence. Sa marche est très-irrégulière chez un grand nombre et particulièrement chez les femmes irritables, elle est presque continuelle, mais alors les accès sont beaucoup plus modérés; il n'est pas rare de voir apparaître chez elles un écoulement nommé fleurs blanches. Chez d'autres elle est intermittente, et les accès ont lieu à des époques fixes et à une heure déterminée, ils ont lieu tout à coup, précédé souvent d'un peu de malaise, de nausées, et même chez quelques-uns de vomissements, ils durent souvent pendant 24 heures, et se terminent par le sommeil qui amène une transpiration légère. Il n'est pas rare de voir la douleur changer de place, se porter d'un côté de la tête à l'autre, mais toujours superficiellement. Tissot et Morgagni observent que la migraine abandonnée à la nature, se termine le plus souvent par la surdité, etc.

La migraine peut être cependant confondue avec la douleur de tête, produite par la présence d'un fungus dans les fosses nasales ou dans les sinus maxillaires, etc. On trouve aussi dans Fernel, et Bonet Rolsincus (*de capitis dolore*) une espèce de migraine accompagnée de démangeaison du nez, occasionnée par des vers ou par des œufs de mouche cachés dans les sinus, etc.; les chèvres et les brebis y sont forts sujettes. Il est facile de reconnaître toutes ces causes pour ne pas confondre ces maladies avec la migraine, etc. Le rapprochement des faits que nous avons recueillis sur l'état de l'oreille, nous ont démontré que cette altération n'était pas connue, bien que très-fréquente, et qu'il se commettait continuellement beaucoup d'erreurs dans son traitement : il résulte de ceci que l'altération du cérumen dépend d'une affection du système glandulaire, qui concourt à la formation de l'appareil auditif externe, ainsi que de ses vaisseaux excréteurs. L'état pathologique de ces organes irrite les houpes nerveuses qui vont se disséminer particulièrement vers le front, les yeux et les orbites, et donne, par conséquent, naissance à cette douleur nommée migraine. Notre opinion ne se base pas seulement sur l'aspect du conduit, mais encore sur les heureux effets que nous obtenons de notre traitement. Cette théorie, ou du moins cette manière de voir, ne saurait être fausse, puisquelle est uniquement fondée sur le rapprochement de faits que tout le monde peut vérifier.

CAUSES PRÉDISPOSANTES.

Les causes sont en général fort nombreuses, mais les plus fréquentes sont les rétropulsions des transpirations, particulièrement celles de la tête, vulgairement nommées fraîcheurs, les rhumatismes, La répercussion des maladies de la peau, telles que dartres, gales, etc. Les personnes qui contractent l'habitude de se laver la tête et le cou avec de l'eau froide, les nouvelles accouchées y sont également fort sujettes. La céphalée chronique dépendante des maladies des viscères abdominaux, occasionne souvent l'altération de l'oreille et fait développer la migraine, les deux maladies jointes ensembles n'en forment plus qu'une; le pronostic dans ce cas devient très-difficile et très-obscur; mais heureusement le scas sont fort rares.

Pénétré de la lecture des célèbres auteurs cités plus haut, nous n'avons pas voulu laisser échapper l'occasion qui s'est présentée et qui se présente journellement à nos yeux, pour faire de nouvelles recherches sur la migraine. Sur environ 20,000 sourds qui nous ont consulté depuis dix ans, la moitié au moins nous ont déclaré avoir été atteints de migraine auparavant de devenir sourds, nous avons en même temps observé un très grand nombre de migrainiques, lesquels nous ont offert dans cette affection les premiers rudiments de la surdité.

EXAMEN DU CONDUIT AUDITIF DES MIGRANIQUES.

Dans l'état normal (de santé), le cérumen est toujours d'un jaune clair, gluant, assez abondant; lorsqu'on le déprime entre les doigts, il file comme de la glu : nous avons fait connaître sa propriété. Voyez page 5. Chez les migrainiques, au contraire, sa nature est tout-à-fait changée, il est grisâtre, souvent noirâtre, ramassé en faisceau au fond du conduit et appliqué sur la membrane du tympan en forme d'obturateur; dans d'autres circonstances il est dur, friable et en petite quantité, pressé entre les doigts il se divise facilement en poussière; il y a dans ce cas des démangeaisons et souvent des bourdonnements aux oreilles : c'est le premier symptôme de la surdité : la membrane dite pituitoire (nasale) devient en même temps le siége d'un rhume de cerveau sec ou humide, ce qui occasionne souvent la perte de l'odorat, de là, difficulté de respirer écoulement par les narines d'un liquide limpide ou épais, quelquefois il ne s'en écoule pas du tout. Tous ces phénomènes concourent à produire la migraine désignée par Sauvages. Ces derniers symptômes peuvent bien exister séparément, mais ce n'est que dans quelques cas particuliers; alors ils ne sont qu'accidentels et passagers, mais lorsqu'ils sont permanents et *continus*, ils dépendent toujours de l'altération *du conduit auditif externe*

TRAITEMENT.

Lorsque la migraine n'est pas compliquée de céphalée le traitement se réduit à un simple pansement des oreilles avec huile acoustique; il peut être commencé dès l'invasion de l'accès, mais il est préférable de le faire le soir; que la migraine soit périodique ou continuelle, le traitement doit être le même et suivi pendant un temps plus ou moins long, etc.

MANIÈRE DE FAIRE LES PANSEMENTS.

1° On introduira dans le conduit auriculaire du côté où la douleur migrainique paraît le plus se faire sentir, dix à douze gouttes d'huile acoustique (étant couché obliquement); on se retournera après pour se coucher sur l'oreille opposée, afin que l'huile reste au fond du conduit; boucher de suite après l'orifice auditif avec un petit tampon de coton sec, se tenir dans cette position pendant une partie de la nuit, pour que l'huile reste toujours au fond dudit conduit. 2° Le lendemain matin ou douze à quinze heures après le pansement, faire dans ce conduit douze à quinze légères injections, à l'aide d'une petite seringue avec de l'eau tiède. Il est des personnes irritables qui ne supportent qu'avec peine les injections; celles qui se trouveront dans ce cas, les remplaceront par le lavage suivant : étant couché comme pour le pansement, remplir ledit conduit d'eau tiède plusieurs fois de suite, et, à plusieurs reprises, y promener de haut en bas un petit pinceau en cheveux, en ayant le soin de le faire aller jusqu'au fond; par ce moyen, on remplacera parfaitement les injections; 3° essuyer de suite après le conduit avec un linge fin ou bien avec un peu de coton sec; mettre ensuite un autre petit tampon à l'orifice et attendre jusqu'au soir sans rien faire à l'oreille, pour recommencer en se couchant le pansement comme la veille. Continuer pendant huit jours de suite les pansements à la même heure; après cette époque, traiter l'autre oreille de la même manière aussi pendant huit jours, alterner ensuite de l'une à l'autre les pansements de huit en huit jours, et continuer ainsi le traitement pendant quelques mois. Lorsque la migraine a été occasionnée par la suppression de la transpiration de la tête, il faut la garnir de bonnets de taffetas gommé, placés immédiatement sur les cheveux, et la couvrir convenablement; par ce moyen on provoque une transpiration permanente qui est d'un grand secours dans le traitement, surtout pendant l'hiver : les hommes en mettront seulement la nuit.

Lorsque la migraine est compliquée de céphalée, il faudra, autant que possible, chercher à connaître la cause de cette affection et la traiter conjointement avec cette dernière.

CARACTÈRE DE LA CÉPHALÉE.

Dans la description générale de la migraine, nous avons dit avec Sauvages que cette affection était extérieure; par conséquent la céphale est intérieure, douleur plus ou moins forte, qui occupe de préférence le devant du front, interne, profonde, la tête est lourde et la douleur est presque toujours continue; il y a rougeur de la face et des yeux, sensibilité plus ou moins forte de la vue, le malade est presque toujours assoupi. La céphalée peut dépendre seulement de l'affection du cerveau, mais c'est assez rare. Elle est presque toujours sympathique; les causes les plus fréquentes sont l'altération des viscères abdominaux, ou un dérangement dans les fonctions de ces organes; la suppression des évacuations naturelles, les hémorroïdes, le froid aux pieds, la pléthore sanguine, *les rhumes de cerveau*, etc.

SIGNES QUI CARACTÉRISENT LA COMPLICATION DE LA CÉPHALÉE AVEC LA MIGRAINE.

1° Lorsque la douleur de la moitié du crâne s'étend de dehors en dedans dans l'intérieur du cerveau, avec les phénomènes que nous venons de décrire dans la céphalée; et que le cérumen sera altéré on pourra en conclure que la migraine est compliquée de céphalée.

TRAITEMENT.

Si la migraine est compliquée de céphalée et que cette dernière dépend de l'effet des causes sus-énoncées, on s'empressera de combattre les causes par les moyens thérapeutiques qui leur sont propres, cette médication employée, la céphalée sera combattue et il ne restera plus qu'à continuer ensuite le traitement acoustique.

Maintenant que nous avons terminé tout ce qui est relatif à la migraine proprement dite, il ne sera plus question que des exemples de *guérison*.

1° M. Olivier, employé à la préfecture de la Seine, âgé de 45 ans, d'un tempérament assez robuste, éprouvait depuis environ, 12 ans une migraine périodique, dont les accès se présentaient tous les quinze jours régulièrement, il avait déjà employé divers moyens, sans pouvoir s'en débarrasser. Un jour, étant à la croisée en présence d'un air assez froid, il prit un coup d'air qui le rendit sourd, mais presque complètement de l'oreille droite, dès lors les accès de la migraine augmentèrent sensiblement, et il lui semblait que sa tête était prise et serrée entre un étau, il éprouvait en même temps des élancements dans le fond de l'oreille, qui correspondaient sur le devant du front; les paroxismes, au lieu de durer douze à quinze heures, comme auparavant, continuaient pendant deux à trois jours; cet état pénible dura au moins six mois. Au milieu de son désespoir, il vint me trouver; je lui prescrivis l'emploi de l'huile acoustique; au bout de quatre mois de traitement qu'il fit très-régulièrement, il fut radicalement guéri, non-seulement de la surdité, mais encore de sa migraine, il est bon d'observer que ses oreilles étaient sèches, à peine y trouva-t-on quelques fragments de cérumen; aujourd'hui la sécrétion s'est rétablie, aussi plus d'embarras, plus de migraine.

2° M. Laporte, rue Pérignon, près l'abattoir de Grenelle éprouvait depuis vingt ans un mal de tête d'un seul côté, qui le rendait sourd de temps en temps; on avait besoin de le saigner souvent pour lui procurer un peu de soulagement. Le mois de mars 1835, cette migraine le priva presque entièrement de l'ouie; il vint me consulter, je lui prescrivis l'usage de l'huile acoustique; au bout de quatre mois de traitement, il était complétement guéri de la surdité et de la migraine.

3° M. Pourchet, lieutenant au 1er régiment de carabiniers, en garnison à Versailles vint me trouver le mois d'octobre 1832. Depuis dix ans il éprouvait une migraine cruelle qui l'avait rendu sourd des deux oreilles, il consulta avant moi tous les médecins les plus de mérite de la capitale, sans pouvoir obtenir de soulagement. Après avoir examiné ses oreilles, je lui fis observer que sa migraine était l'effet d'une otite chronique et qu'elle était susceptible de guérison, ou du moins qu'il pourrait obtenir une grande amélioration à sa position, en effet voici la lettre qu'il nous écrivit:

« M. le docteur, »

« Je dois vous rendre compte du résultat que j'ai déjà obtenu de l'huile acoustique que vous m'avez ordonnée, la douleur de tête est tout à fait passée, résultat que je n'avais jamais obtenu des divers traitements que j'avais essayés, l'ouie aussi s'améliore journellement, le soulagement que j'ai obtenu me donne l'espoir d'une parfaite guérison prochaine; enfin je suis content. Je vous demande pardon de vous entretenir de ces petits détails; mais je suis, je le répète, je suis trop satisfait pour les passer sous silence, vous vous rappellerez sans doute cet officier de carabiniers qui a eu le bonheur de se présenter le 15 octobre dernier à votre consultation. »

J'ai l'honneur, etc.

signé Pouncnet,

lieutenant au 1er régiment de carabiniers à Versailles. »

3e Observation : M. Vivien restant rue de Sèvres, n. 161, âgé d'environ 34 à 35 ans, ayant éprouvé plusieurs sueurs rentrées, particulièrement à la tête, fut sujet ensuite à une hémicranie presque continuelle; l'hiver dernier ces symptômes furent si violents qu'ils firent déclarer une surdité des deux oreilles. Vers le mois d'avril, il vint réclamer mes soins. J'examinai attentivement ses oreilles, elles étaient dans l'état suivant; matière cérumineuse d'un gris foncé et en petite quantité, pressée entre les doigts, elle se divisait facilement en forme de poussière; le conduit auditif, sensible surtout vers la membrane du tympan ; sur mon avis il se traita avec de l'huile acoustique; au bout de quelques mois la guérison fut parfaite; depuis cette époque M. Vivien n'a plus ressenti le moindre symptôme de surdité ni de migraine.

4e Observation : M. Azaïs, inspecteur de police à Vaugirard, âgé d'environ 44 ans d'un tempérament nerveux, sanguin, de taille moyenne, robuste, éprouvait, depuis plusieurs années, une hémicranie presque continuelle, surtout vers la tempe droite s'étendant à l'orbite en montant vers le sourcil. L'automne dernier il fut pris tout à coup d'une surdité de l'oreille droite qui disparut au commencement du mois de décembre, pour reparaître de nouveau en février, elle augmenta de jour en jour, et au mois d'avril elle était presque complète. Il était désespéré de sa position, il vint me consulter; l'examen de ses oreilles me fit découvrir une otite chronique. En effet, la matière était noire, fortement appliquée sur les parois du conduit auditif; pressée entre les doigts, elle formait des granulations, elle avait perdu en outre toute sa consistance sirupeuse : je lui prescrivis simplement l'huile acoustique, au bout de quelque temps de son emploi l'hémicranie et la surdité ont tout à fait disparu, et depuis cette époque la tête et l'oreille n'ont plus éprouvé la moindre récidive.

5e Observation : madame Montferrier, bijoutière, rue du Bac, n. 136, était attaquée depuis plusieurs années d'une hémicranie qui la rendit sourde, elle consulta plusieurs médecins sans pouvoir retirer le moindre soulagement de leur prescription; en 1834 elle vint me consulter, j'examinai ses oreilles, il y avait absence totale du cérumen, aussi elle y éprouvait une démangeaison presque continuelle, on y trouvait surtout quelques atomes d'une espèce de poussière, qui n'était autre chose qu'une exsudation de cérumen altéré. J'en conclus que les glandes cérumineuses étaient le siége d'une affection chronique, provenant d'une rétropulsion de transpiration, je lui fis plusieurs questions sur cet objet, mais elle ne put me fixer sur la cause principale. Comme sa position me paraissait fort grave je ne me contentai pas de lui prescrire l'huile acoustique seule, j'attaquai le système glandulaire par deux autres moyens : 1° pansement du conduit auditif avec huile acoustique; 2° injections tous les matins avec une solution de chlorure de chaux; 3° des frictions derrière les oreilles avec une pommade iodurée, en les étendant sur la moitié du cou. Je ne traitai jamais qu'une oreille à la fois et le col du même côté. Le chlorure était ainsi préparé : chlorure de chaux, deux onces; eau bien claire, un litre; faire une solution, filtrer, et garder la liqueur dans une bouteille bouchée pour l'usage; comme elle était à ce degré trop forte; je la faisais couper chaque fois avec moitié eau tiède. La pommade se composait d'axonge deux onces; hydriodate de potasse 25 grains, mêler et la diviser en 20 parties; une par friction, le soir avant le pansement de l'oreille, et j'avais recommandé à la malade d'avoir le soin de laver le col le lendemain matin avec de l'eau de savon; ce lavage avait pour but d'empêcher de salir le linge et de dégager en même temps le système absorbant, pour que l'absorption put toujours s'opérer sans inconvénients. Au bout de quelques mois madame Montferrier a été rétablie, et depuis cette époque elle n'a plus éprouvé la moindre atteinte de cette maladie.

6e Madame la baronne P. âgée de 25 ans, mariée à 17 ans, jolie et belle personne, trompée par son mari, contracta une maladie vénérienne, elle commençait à s'en apercevoir un mois après son mariage; elle devint enceinte dans cet état; elle fut traitée par la méthode végétale qui parut produire chez elle un effet curatif, mais après ses couches, la maladie reparut avec son intensité, elle se confia à un habile médecin de la capitale qui lui fit subir un traitement mercuriel. La maladie guérit, mais il lui resta une hémicranie dont les accès se faisaient sentir trois à quatre jours avant ses règles. Ils se renouvelaient avec une intensité effroyable à leur apparition; elle avait des vomissements, des élancements aux tempes qui ne lui laissaient presque pas de repos. Cet état continuait pendant deux à trois jours, l'oreille gauche devenait sourde chaque fois, mais la surdité disparaissait avec l'accès; elle vint me consulter le mois de novembre 1835. Elle me confia fidèlement tout ce qui avait précédé sa migraine; j'examinai ses oreilles, la droite n'offrait rien de particulier, la gauche, au contraire, était sèche; le peu de matière qu'on y apercevait était fortement prise aux parois du conduit, lorsqu'on essayait de l'enlever, le sang paraissait aussitôt et la douleur provoquait un petit accès de migraine qui durait plusieurs heures. Je lui prescrivis l'huile acoustique, et comme elle était constamment constipée, je l'engageai à prendre un peu d'exercice à la campagne et un léger laxatif tous les cinq jours et deux bains par semaine, et pour nourriture des viandes blanches et du laitage qu'elle digérait bien. Elle suivit exactement mon avis, elle fut rester quatre mois à Versailles, allait se promener régulièrement tous les jours; souvent aussi elle se livrait à l'équitation. Au bout de quatre mois de traitement, madame la baronne fut parfaitement guérie, et, depuis cette époque, elle n'a plus ressenti la migraine.

7. M. le général Dutry restant à Passy, ayant fait, avec l'empereur, la campagne d'Égypte, comme beaucoup d'autres il y gagna la peste, il se rétablit avec beaucoup de peine, mais enfin son physique fut assez fort pour résister, au moins deux ans, à l'action du climat; de retour en France, il fut continuellement en proie à une hémicranie presque continuelle, jouissant du reste d'une assez bonne santé. Quatre ans se passèrent dans cet état, il fit ensuite un voyage en Suisse, son pays natal, il y contracta une surdité presque complète. De retour à Paris, il fut consulter plusieurs médecins, leurs

prescriptions n'apportèrent aucune amélioration à sa position, au contraire, elle empira. Pour comble de malheur, il fut aussi pris par la goutte, qui le forçait de garder sa chambre pendant quinze jours, sans pouvoir sortir. Perclus de tous ses membres, en mars 1831, il me fit prier de me rendre près de lui, désirant connaître mon avis sur sa cruelle position; je m'empressai de satisfaire à ses désirs. Je le trouvai devant sa porte assis dans un fauteuil, armé d'une part d'une béquille et de l'autre d'un grand cornet de fer blanc, long au moins de deux à trois pieds, j'examinai avec beaucoup de soin ses oreilles, elles étaient très-sèches, il n'y avait ni poussière, ni humidité, il fallait élever fortement la voix pour qu'il put entendre au moyen de son cornet. Il ne désirait pas tant guérir de sa surdité, qu'il regardait comme impossible, mais au moins de la douleur de tête qui se renouvellait tous les quinze à vingt jours et encore avec beaucoup plus de force lorsque la goutte voulait le prendre. Au premier abord, sa maladie me parut tout à fait incurable et surtout d'après son âge (78 ans), il fallait cependant lui ordonner quelque chose; je mis en usage l'huile acoustique, et des fumigations aux oreilles faites tous les deux jours avec la décoction de menthe poivrée et d'arnica montana. On faisait bouillir, dans une cafetière, une demi-once de chaque plante dans un litre d'eau, pendant sept à huit minutes; après l'ébullition on plaçait ce vase sur une table et on conduisait la vapeur à l'oreille avec le bout d'un entonnoir en verre, on ne le laissait pas toucher à l'oreille, par ce moyen, il y avait de l'air pour donner passage à la vapeur. Il continua ce traitement pendant cinq à six mois; à mon grand étonnement et à celui de tous ses amis, il fut guéri de de la migraine et presque entièrement de la surdité, mais non de la goutte. Nous n'avons pas voulu passer sous silence ces guérisons parce qu'elles méritent d'être connues; si nous n'avions pas désigné les personnes, on aurait sans doute crié à l'impossible; mais si on réfléchit à ce qui s'est passé souvent devant nos yeux, ou, si on ouvre les annales médicales, on aura nombre d'exemples de guérisons extraordinaires opérées par les traitements locaux. En effet combien de fois n'a-t-on pas vu guérir des malades atteints d'ulcères, rougeurs aux membres, condamnés par des hommes du plus haut mérite à subir l'amputation, ne pas vouloir se soumettre à un remède aussi cruel, cependant obtenir guérison parfaite par un traitement local! Qu'on ne soit donc plus étonné des brillantes cures que nous obtenons journellement chez les personnes atteintes de migraine et de surdité par un simple pansement des oreilles. Toutes choses égales d'ailleurs *notre méthode* n'est-elle pas préférable à celle suivie jusqu'à ce jour ? Sauvages et ses contemporains traitaient les migrainiques par la diète, par les boissons tempérantes, faites avec des pierres d'écrevisses, de nacre de perles édulcorées avec le sirop de violettes ; il donnaient des purgatifs, des vomitifs répétés, des saignées copieuses réitérées, des vésicatoires au cou, des ventouses scarifiées, des sétons. Ambroise Paré et quelques modernes employaient la section de l'artère temporale ; il faut l'avouer, quand bien même ces moyens seraient efficaces, ils devraient être précédés par notre traitement simple, et, nous le dirons franchement, soit une migraine, soit une surdité qui ne cèderait pas à notre médication, ne guérirait pas non plus par les moyens dont il vient d'être question ; tandis qu'au contraire, nous avons la satisfaction de voir journellement notre traitement couronné de succès là où tous les autres ont échoué. Il ne sera pas question ici de cas simples d'hémicranie, on concevra facilement que, si nous avons l'avantage de guérir les plus compliqués, il nous sera beaucoup plus facile de réussir lorsqu'elle est simple.

Dans la différence que nous avons établie, entre la migraine et la céphalée, il a été question qu'elles pouvaient exister simultanément, dans ce cas, il faut traiter l'une et l'autre.

MIGRAINE COMPLIQUÉE DE CÉPHALÉE.

Mlle D....fille d'un riche négociant de Saint-Quentin, agée de 18 ans, d'un tempérament très irritable, fut atteinte à l'age de 12 ans d'une migraine périodique, dont les accès venaient régulièrement tous les mois, on espérait que *la menstruation* la guérirait ; à 15 ans elle fut réglée, mais les règles ne parurent jamais bien régulièrement. Loin de voir disparaître la migraine, elle fut, au contraire, atteinte d'un violent mal de tête continuel que quelques hémorragies nasales soulageaient seulement un peu de temps en temps. A chaque changement de lune, elle éprouvait des crises terribles qui duraient vingt-quatre heures. La douleur se dirigeait, d'une part, de dehors en dedans des orbites et du côté du front, et semblait s'établir au centre du cerveau. Elle éprouvait en même temps des battements considérables dans l'intérieur du crâne, et de temps en temps *une pression considérable* sur le sommet de la tête et, après ce phénomène, elle avait des espèces de détonations dans les oreilles, ses yeux ne pouvaient pas supporter le contact de la lumière pendant la durée des paroxismes ; elle était continuellement assoupie, et se réveillait quelquefois en sursaut au milieu de rêves affreux ; *l'accès* se terminait ordinairement le matin par une transpiration abondante accompagnée de vomissements. Cette jeune personne fut amenée à ma consultation en novembre 1832 ; après m'avoir fait la narration de sa position, j'examinai attentivement ses oreilles, elles étaient dans l'état suivant : le cérumen desséché, appliqué fortement sous forme d'écailles contre les parois du conduit auditif. Je lui fis observer qu'elle devait être un peu sourde ; elle m'assura que non, au contraire elle entendait par fois trop bien puisque les sons forts lui occasionnaient un peu d'irritation et de l'impatience ; je pris une montre, et l'approchai de l'oreille droite à la distance de deux pieds, elle l'entendait mais faiblement ; à quatre pieds elle ne l'entendait plus. L'expérience à l'oreille opposée donna le même résultat ; j'affirmai alors qu'elle était un peu sourde, mais je la rassurai et lui promis de la guérir si elle voulait se résoudre au traitement que j'allais lui prescrire ; elle me l'affirma ; sa maman présente me dit qu'elle n'y comptait pas beaucoup, parce que déjà elle avait été entre les mains des plus habiles médecins de la capitale, qui n'avaient pu obtenir le moindre amendement.

Le traitement fut le suivant : 1° tous les mois et régulièrement après l'accès, ou après l'écoulement menstruel, application de vingt sangsues dont cinq à chaque aîne, et cinq à chaque cuisse et à la partie interne le plus haut possible, en provoquant la saignée des piqûres par l'application des cataplasmes de farine de lin bien mous et à nu ; 2° les matins à jeun, et tous les soirs avant de se coucher, prendre dans une cuillerée de confiture de groseille, un mélange de dix grains d'oxide rouge de fer avec quatre grains de sous-carbonate de magnésie, boire par-dessus un verre d'eau de chiendent, *un instant après.* 3° Pansement aux oreilles avec de l'huile acoustique. Ce traitement fut continué pendant six mois régulièrement, au bout de ce temps la jeune personne fut bien réglée, et guérie radicalement. Depuis cette époque elle est devenue forte et jouit d'une santé parfaite : *sans jamais éprouver aucune espèce de mal de tête.*

Autre. Madame B...., de Saint-Germain, fut atteinte de la migraine à l'âge de dix-huit ans et à la suite d'une transpiration rentrée, elle avait des accès régulièrement deux fois par semaine; mariée à 22 ans, mère à 23 ans, mit son enfant en nourrice, sortit dans son jardin le douzième jour après ses couches; l'air était frais, elle resta assise environ une demi-heure à contempler le soleil. Elle était cependant assez bien couverte; en rentrant dans sa chambre elle sentit des frissons derrière le dos qui lui durèrent pendant vingt-cinq minutes environ, elle se mit dans son lit croyant que l'accès de migraine allait la prendre comme de coutume, mais cette fois là il fut des plus cruels, la douleur ne se borna pas comme à l'ordinaire au devant du front, il lui semblait qu'on lui fendait la tête avec une hache, elle avait des élancements dans l'intérieur du cerveau qui lui faisaient rendre des cris perçants. Le médecin ordonna une forte application de sangsues qui n'amenèrent *aucun* bon résultat, elle fut mise au régime et traitée en conséquence; elle se rétablit, mais elle conserva pendant six ans un mal de tête continuel, qui n'empêcha pas les paroxismes migrainiques de parcourir toujours les périodes accoutumées; elle devint un peu sourde, ce qui la décida à venir me consulter le mois de septembre 1834. Examen: ses oreilles étaient remplies de cérumen décomposé, noirâtre, presque fluide, le conduit était sensible et si on touchait les cheveux elle éprouvait une douleur vive sur toute la tête et surtout derrière l'occiput, les digestions étaient laborieuses, les règles ne manquaient jamais *de venir régulièrement*, souvent il lui montait des aigreurs à la bouche.

PRESCRIPTION.

Application d'un bonnet de taffetas gommé placé immédiatement sur les cheveux pour le laisser en permanence jour et nuit, et la tête passablement couverte; elle changeait de bonnet tous les cinq en cinq jours. Pour boisson: eau gommeuse vineuse; le matin à jeun un paquet de sous carbonate de magnésie de dix grains avec de l'eau sucrée destinée à combattre les aigreurs de l'estomac. 2° Emploi d'huile acoustique aux oreilles; au bout de cinq mois de traitement les maux céphaliques disparurent tout à fait, depuis lors elle jouit d'une très bonne santé.

M. B...., élève en droit, âgé de 22 ans, cheveux châtains, teint pâle, membres grêles et délicats, de taille ordinaire, éprouvait depuis 5 ans des accès de migraine qui se renouvelaient tous les 15 jours, et qui duraient 12 à 15 heures chaque fois; en novembre 1832, il fut pris, tout à coup, après son dîner, de douleurs d'estomac extrêmement fortes, et d'une céphalalgie sous orbitaire très-vive, avec soif ardente. Cet état dura de 36 à 40 heures, époque à laquelle on appela un médecin qui prescrivit 25 sangsues à l'anus, et 10 sur l'épigastre, à leur chute de larges cataplasmes de farine de lin, et pour boisson de l'eau gommée sucrée, légèrement acidulée avec un peu du jus de citron, les douleurs disparurent, mais il ne se rétablit pas, les digestions restèrent laborieuses, et il conserva un malaise pendant tout l'hiver : il maigrit considérablement. Les accès de migraine continuèrent toujours aux époques accoutumées. Il éprouvait, pendant le paroxisme, une espèce de musique dans les oreilles et un serrement dans les tempes comme si on les avaient pressées avec un étau. Des élancemens et des battemens se faisaient sentir dans l'intérieur du cerveau, ses yeux ne pouvaient supporter la présence de la lumière, le moindre son l'incommodait, le bas ventre devenait très-douloureux et balonné; à la fin de l'accès il vomissait et rendait considérablement de vents, il était généralement constipé. Fatigué de sa position, il vint me consulter au mois de juin suivant, et me rendit compte de sa maladie. Les oreilles étaient sèches, la droite rendait seulement un peu de cérumen grisâtre. Je le mis au régime lacté, du bouillon de veau et à l'eau de gomme, je lui fis en même temps appliquer 15 sangsues sur le ventre pendant six reprises différentes et à huit jours de distance, des cataplasmes à nu de farine de lin par dessus, et lui fis aussi garder un repos absolu. Comme il avait pris considérablement de lavemens pendant tout l'hiver, je me contentai de lui donner de temps en temps de l'huile d'amandes douces le matin à jeun, deux cuillerées à bouche chaque fois; ses oreilles furent en même temps pansées l'une après l'autre alternativement huit jours chacune, avec l'huile acoustique; il garda le lit pendant 15 jours consécutif, l'accès de migraine fut très peu sensible. Le vingtième jour le malade était tourmenté par la faim, j'augmentai la dose du lait, mais le trentième jour il fallut lui donner du bouillon gras et un peu de soupe; j'augmentai graduellement la dose, le quarantième jour je lui fis prendre un léger purgatif qui procura 7 à 8 selles.

La convalescence fut prompte, il continua, d'après mon avis, à ne prendre que des alimens légers et faciles à digérer, en même temps à panser ses oreilles avec l'huile acoustique. Au bout de quatre mois les accès migrainiques et la céphalée avaient totalement disparu; il fut passer l'automne à la campagne, et revint à Paris le mois de décembre dans une parfaite santé, qui s'est maintenue depuis cette époque.

Madame Thibaut, marchande grainetière, rue de Sèvres, n. 72, à Vaugirard, âgée de 41 ans, d'une *forte constitution*, replète mais la peau fine et délicate, éprouvait régulièrement, depuis l'âge de 18 ans, des accès de migraine; *mariée très-jeune*, elle eut deux enfans qui ne les dérangèrent nullement *de ses périodes*, ces accès ont été toujours extrêmement violents, précédés de vomissemens, de frissons, d'harmonica aux oreilles, et d'élancemens aux orbites et au front comme si on l'avait lacérée avec un instrument pointu. Cet hiver dernier, les paroxismes paraissaient devenir plus forts, elle éprouvait en même temps une douleur sous orbitaire continuelle, elle vint me consulter au mois de mai suivant, et me fit connaître sa position. Le mal de tête sous-orbitaire me parut être l'effet d'un dérangement menstruel; l'examen du conduit auditif, me fit découvrir l'absence presque totale du cérumen, la petite quantité qu'on y apercevait était fortement appliqué contre les parois du conduit auditif; sa couleur, d'un jaune extrêmement foncé; lorsque je cherchais à l'enlever il survenait une petite douleur qui se faisait sentir jusqu'aux sinus frontaux, je parvins cependant à en extraire une petite quantité qui ressemblait assez à un petit morceau de pâte de jujube, jouissant de la même élasticité et de la même tenacité, j'approchai ma montre à quatre pieds environ de ses oreilles, elle ne l'entendait que faiblement, à six elle ne l'entendait plus. Je lui prescrivis des sangsues pour combattre la céphalalgie et des bains souvent répétés, et pour la migraine l'huile acoustique. Quatre mois de traitement ont suffi pour la débarrasser complètement de la migraine; elle éprouve seulement encore, à l'approche de ses règles, un peu de mal au-devant du front, mais de très-courte durée, elle met un peu d'huile acoustique dans ses oreilles à cette époque, qui fait dissiper aussitôt ces douleurs.

Observation : madame Thibaut sera sujette à des maux de tête jusqu'après l'âge de retour, ils n'ont aucun rapport avec la migraine qui venait régulièrement deux fois par semaine, depuis 22 ans.

M. le comte de C...., âgé de 42 ans, migrainique depuis l'âge de 20 ans, fut pris de cette affection à la suite d'un bain froid. Pendant 10 ans M. le comte éprouvait tous les 17 jours des frissons et des vomissements, bientôt après la douleur se fixa à la tempe droite et au devant du front, le sourcil de ce côté était le siége d'une pression et d'élancemens considérables. En 1827 il eut un *rhumatisme goutteux qui dura pendant trois mois*, les accès migrainiques disparurent et furent remplacés par un mal de tête continuel; à la suite de ce rhumatisme il devint sourd. Presque complétement guéri de l'oreille droite, il survint ensuite des bourdonnements dans les deux oreilles. M. le comte fut traité par des médecins du plus grand mérite, Dupuytren lui prescrivit à la fin un séton à la nuque, qu'il porta pendant trois mois, mais loin de produire un bon effet, la surdité se déclara à l'oreille opposée, le mal de tête et les bourdonnements continuaient toujours avec la même intensité. On lui appliquait aussi, par intervalles, des ventouses aux tempes et au devant du pavillon de l'oreille, on fit ensuite plusieurs injections dans la trompe d'Eustache, on le mit au régime antiphlogistique, mais rien ne réussit. Désespéré il fut à Baréges, il prit plusieurs douches sur la tête qui opérèrent très-bien, il se croyait presque guéri, il n'eut pas seulement quitté cette ville que tous les symptômes se renouvelèrent. A son arrivée à Paris, il eut un accès extrêmement violent de migraine qui dura 24 heures, et se renouvela tous les vingt jours régulièrement et à heure précise. Il lut sur le *Journal des Débats* qu'un grand nombre de personnes atteintes de surdité venaient d'être radicalement guéries par ma méthode; plein de confiance, il vint me consulter. Après m'avoir dépeint sa position, j'examinai ses oreilles, elles étaient excessivement sèches, on ne trouvait pas même un atome de cérumen, l'épiderme du conduit auditif s'enlevait par pellicules, surtout vers le fond; une montre placée entre ses dents, le son du balancier était un peu perçu par l'oreille interne, appliquée fortement sur l'orifice auditif externe, il ne l'entendait pas. Prescription : 1° huile acoustique, attendu que le système glandulaire me parut très-affecté et que les glandes cérumineuses ne fonctionnaient plus; le derrière de l'oreille fut soumis à des frictions avec la pommade suivante, faits seulement tous les deux jours et le soir avant le pansement du conduit. Préparation : axonge, une once, hydriodate de potasse, 30 grains, le tout mêlé et divisé en vingt parties égales. On en prenait seulement une pour chaque friction qu'on étendait sur toute la partie latérale du cou, le lendemain matin lotion sur la partie frictionnée avec de l'eau de savon pour garantir le linge. Aussitôt que l'huile acoustique fut introduite dans l'oreille, elle opéra comme un coup d'électricité, le mal de tête cessa; le traitement fut continué pendant six mois d'une oreille à l'autre. Au bout de deux mois, les bourdonnements et l'hémicranie ont été complétement détruits, au sixième mois la surdité diminua sensiblement, mais elle n'a pas disparu complétement; de temps en temps M. le comte met un peu d'huile acoustique dans ses oreilles, et malgré leur obscurité, il a la satisfaction d'être tout à fait débarrassé des autres symptômes.

M. Recluz, employé au ministère de l'instruction publique, atteint, disait-il, d'une migraine continuelle, vint me consulter en novembre 1835. J'examinai les conduits auditifs, le cérumen était dans l'état normal, je fus surpris de le rencontrer ainsi puisque jusque là j'avais trouvé constamment un dérangement dans les fonctions acoustiques; j'examinai sa bouche, me rappelant que Flahaut avait guéri des migrainiques en arrachant des dents gatées, il y en avait une qui commençait à se carier, il me dit ne pas y éprouver la moindre douleur; je voulus visiter aussi les fosses nasales, je ne tardai pas à découvrir un polype qui avait son pédicule dans les sinus frontaux. Je lui donnai pour conseil de le faire extirper, il suivit mon avis, après l'opération la douleur de tête qui n'était pas la migraine disparut, et depuis lors elle ne s'est plus renouvelée.

Je donne donc le conseil aux personnes qui se croyant atteintes de migraine, d'examiner avec soin l'état des oreilles pour bien se pénétrer de la cause de cette affection. Ils trouveront dans cet opuscule tous les documents désirables à cet effet.

Madame Renard, propriétaire, rue de Sèvres, n. 64, à Vaugirard, d'un tempérament nerveux et sanguin, forte de constitution, mais très-irascible, avait éprouvé les premiers accès de migraine à 15 ans; tous les mois régulièrement les paroxismes se renouvelaient deux ou trois jours avant ses règles, lui duraient 24 heures chaque fois, elle vomissait considérablement pendant tout l'accès. Mariée à 24 ans, elle n'eut pas d'enfant, sa position ne changea pas, à plusieurs reprises elle a eu des maladies du bas-ventre. En 1815 elle fut atteinte de fièvre typhoïde; depuis cette époque les digestions ont été constamment laborieuses, sa figure était devenue rouge, les yeux idem, elle était continuellement en proie à un mal de tête sous-orbitaire, dès lors les accès migrainiques diminuèrent. En 1825 elle était dans son temps critique et fit une autre maladie abdominale compliquée d'une céphale avec délire continuel. Elle me fit appeler à cette époque, pour se livrer entièrement à mes soins, je parvins à la rétablir parfaitement, sa convalescence fut fort longue, elle conserva la céphalée, et tous les huit jours un accès migrainique se renouvelait à une heure précise et durait 12 à 15 heures : je lui fis appliquer un vésicatoire qu'elle garda pendant quelque temps, qui ne produisit aucun effet. Fatiguée de sa position elle fut consulter MM. Boyer et Dubois qui lui prescrivirent un séton à la nuque, elle le garda six mois sans en retirer le moindre soulagement; en 1828 madame Renard eut encore une inflammation des intestins; je fus de nouveau appelé pour la traiter, j'eus le même succès que la première fois, mais les maux de tête continuaient toujours avec la même violence, les oreilles, depuis cette époque, restèrent un peu sourdes; je lui conseillai l'emploi de l'huile acoustique, elle l'employa pendant six mois consécutifs, l'oreille droite resta légèrement sourde, mais l'autre fut tout à fait dégagée, les maux de têtes disparurent entièrement, cependant elle en éprouvait encore en automne et au printemps, mais sa tête était tout à fait dégagée. Ce qui me décida à employer l'huile acoustique, ce fut l'état de ses oreilles dépourvues entièrement de cérumen. Depuis cette époque elle n'a pas continué de jouir d'une très-bonne santé.

Autre.

M. le baron de Winsfell, allemand, avait éprouvé à 20 ans, à la suite d'une chute sur le dos et sur la tête, une migraine presque continuelle; à 30 ans il fut pris d'un rhumatisme qui survint à la suite de plusieurs transpirations répercutées qu'il avait gagnées à la chasse; cette maladie affectait particulièrement les muscles du cou et toute la tête; lorsqu'on lui touchait les cheveux il éprouvait surtout des élancements qui correspondaient dans l'intérieur du cerveau. Pendant tout le temps que dura le rhumatisme, il éprouva une douleur sous orbitaire et un coryza sec; et une surdité complète se déclara à sa convalescence. Quoique très-bien rétabli du rhumatisme, la migraine et la surdité continuèrent. Ayant consulté à Berlin et à Vienne, on fut d'avis de lui appliquer un séton à la nuque qu'il garda neuf mois sans en retirer aucun avantage, la *Gazette d'Ausbourg* du 31 décembre 1831, lui annonça que MM. le baron d'Oerzen, gentilhomme du grand duc de Mcklembourg Strelitz, sourd presque complétement depuis dix-huit ans, des suites de la rougeole; le Baron de Winkell, premier inspecteur des forêts à Rosback, âgé de 69 ans; le baron de Rib- (Prusse); madame Muller, à Raval; le baron Joacdin et madame Beck à Forêt Muller à Landau, venaient tous d'être radicalement guéris par mon traitement; aussitôt il prit le chemin de la France pour se rendre à Paris, et se présenta à ma consultation au mois d'avril 1832, j'examinai ses oreilles, la matière cireuse était noire, cassante, je le rassurai sur sa position, je lui prescrivis l'huile acoustique, et lui fis supprimer le séton. Trois mois après M. le baron de Winsfell fut tout-à-fait débarrassé de la surdité et de la céphalée. Il revint l'année dernière à Paris, il me rendit sa visite jouissant d'une santé parfaite.

DE LA SURDITÉ.

La surdité est la perte totale ou partielle de l'ouïe; lorsqu'elle est complète elle est nommée *cophose*, du grec *cophoó*, je rends sourd; et quand elle est incomplète elle porte le nom de *dysécée*, aussi du grec *dys*, difficilement; d'*acouó*, j'entends. Cette dernière a été divisée, 1° en *paracousie*, à cause de la difficulté qu'on éprouve à comprendre les sons, tout en étant bien perçus; 2° en *barycoïde* ou défaut de percevoir les sons aigus et forts ou confusément, tandis qu'au contraire, les faibles sont bien entendus et perçus, surtout quand ils sont interrompus; en *oxycoïde*, lorsqu'il y a impossibilité de supporter les sons aigus, particulièrement lorsqu'ils sont discordants; enfin en *paracousie* de willis, quand les sons et les paroles sont bien entendus et articulés au milieu d'un grand bruit, c'est ce qui arrive par le bruit du roulant des voitures; ces différents phénomènes sont particuliers aux personnes sourdes douées d'un tempérament très irritable; dans ce cas leurs oreilles sont toujours fort sèches, etc.

CAUSES DE LA COPHOSE.

Les causes de la surdité complète sont dues ordinairement à l'altération de l'oreille moyenne, ou interne. Cependant, l'oreille externe peut-être simultanément atteinte. Il est facile de le découvrir par l'examen du conduit auditif externe. Lorsque celui-ci renferme un cérumen d'une bonne nature, voyez pag. 3, et que ce conduit ne présente dans son aspect rien de particulier, on peut être convaincu que la cause de la surdité est interne. Lorsqu'au contraire, la matière cérumineuse est dénaturée, ou que l'oreille en est tout à fait dépourvue. On peut en conclure que tout l'appareil auditif est malade.

On ne peut pas pour l'oreille moyenne et interne pousser les investigations aussi loin que pour l'externe. Tous les auteurs s'accordent à reconnaître le siége de symptômes très-obscurs : presque toujours leur existence en a été plutôt supposée que démontrée. On a cependant attribué la cophose au déplacement de l'air contenu habituellement dans la caisse du tympan, par l'effet de l'augmentation de sécrétion de la matière muqueuse, qui se sécrète dans cette cavité, et qui occupe sa place, et devient, par cela même, une barrière au passage de sons. On a aussi pensé qu'elle pouvait dépendre de l'accumulation de sang épanché dans le tympan ; on peut le présumer lorsque la surdité se déclare immédiatement à la suite d'un coup, d'nne chute et de tout effort qui peut déterminer une stase du sang dans cette partie, surtout quand il s'en est écoulé par l'orifice de la trompe d'Eustache, chose fort difficile à établir. Quoi qu'il en soit, il ne faut jamais admettre une semblable cause dans la cophose chronique, parce que le sang, avec le temps, s'absorbe, ou fait développer un abcès qui donne issue à l'épanchement, etc.

CAUSE DE LA DYSÉCÉE.

La dysécée peut être occasionnée par une infinité de causes. Dans le bas âge, par exemple, elle est presque toujours le résultat d'un écoulement purulent de l'oreille ; rarement la suppuration s'établit aux deux à la fois. Lorsqu'il ne l'occasionne pas, la dysécée est due à l'engorgement du système glandulaire, ou bien à la présence d'une excroissance fongueuse, qui se développe dans le fond de l'oreille. On reconnaît la première affection à l'apparence d'une matière blanche qui s'écoule d'une oreille, et l'engorgement à la couleur de la matière cérumineuse, au lieu de la rencontrer comme dans l'état normal, voyez pag. 3, elle est grisâtre et abondante. Lorsque la dysécée est ancienne, sa couleur est *plus foncée*, compacte et friable, etc. Les enfants, dans les deux cas, sont beaucoup plus sourds quand le temps est froid et humide, etc. La dysécée des adultes et des vieillards est presque constamment occasionnée par l'engorgement des glandes cérumineuses, qui sécrètent, comme chez les enfants, une matière grisâtre et assez abondante ; mais avec le temps cette matière finit par disparaître ; et elle se réduit à des concrétions qui altèrent continuellement le conduit auditif, et donnent naissance à des bourdonnements et à des migraines affreuses. En vieillissant ce conduit devient de plus en plus sec, et la surdité fait aussi des progrès. Souvent cependant elle reste stationnaire pendant plusieurs années ; alors au lieu de trouver la matière cérumineuse, on ne rencontre alors qu'une espèce de poussière granulée, qui n'est autre chose que du cérumen fortement altéré, qui occasionne une démangeaison désagréable ; il arrive très souvent aussi qu'on n'en trouve pas du tout ; alors l'épiderme qui recouvre la membrane cérumineuse se lève par écailles, principalement vers le fond du conduit ; dans ce cas il y a des sifflements, des claquements, des détonations, des bourdonnements et des bruissements considérables.

Lorsque l'atmosphère est humide et froide, la surdité augmente; ce qui ce conçoit d'après les fonctions que nous attachons au cérumen. En effet, la membrane du tympan, dépourvue de cette matière, étant humectée et relâchée par l'humidité de l'air, perd sa souplesse naturelle que lui procure la matière cérumineuse dans l'état normal. L'harmonie se trouve tout à fait rompue, et aussitôt que l'humidité atmosphérique se dissipe, la membrane s tend, et mlgré qu'elle soit privée de son aliment naturel, qui est le cérumen, elle fonctionne mieux ; mais toujours incomplétement, etc.

On trouve aussi quelquefois chez l'adulte un écoulement qui s'est souvent prolongé de l'enfance ; il n'est pas rare non plus de rencontrer des polypes *dans* les oreilles, etc. La dysécée est aussi souvent l'effet des dartres dans le conduit auditif, qui produisent souvent des gonflements au cartilage du pavillon, au point de fermer l'orifice auditif ; ces cas sont assez rares.

Le vice de conformation de ce conduit peut aussi produire la dysécée; nous faisons consister ce vice de conformation à l'étendue qu'acquiert cette cavité. Les personnes qui sont dans ce cas deviennent sourdes de très bonne heure, parce que l'oreille s'affecte par la grande quantité de sons qui se ramassent continuellemnnt dans cet organe, en produisant le même effet que la présence d'un corps étranger *qui y séjournerait continuellement.*

La dysécée de vieillesse est toujours produite par l'affaiblissement de l'appareil auditif externe; aussi la sécrétion du cérumen est toujours ralentie, ce qui augmente la débilité de la membrane du tympan; elle est par conséquent très-exposée à s'altérer par l'effet des vicissitudes atmosphériques, etc. La dysécée, *en général*, dépend presque toujours de l'absence du cérumen, ou bien de sa mauvaise nature. Sur cinquante sourds, quarante au moins le sont par *ces* deux causes. Il arrive aussi quelquefois que l'altération de l'appareil auditif interne complique la dysécée; un procédé fort simple nous le fait reconnaître; nous plaçons à cet effet une montre entre les dents de la personne sourde, les deux oreilles étant bouchées au dehors; si le mouvement du balancier est bien perçu des deux côtés, nous concluons que l'appareil n'est pas malade, tandis qu'il l'est dans le cas contraire.

Lorsque nous l'appliquons ensuite sur l'oreille externe, et que le battement n'est pas entendu, ou l'est faiblement, nous sommes encore plus assurés que l'oreille externe est la seule affectée. Lorsque la surdité se borne à une seule oreille, l'expérience est la même, et produit le même résultat du côté du malade.

CAUSES OCCASIONNELLES.

Les causes occasionnelles de la surdité sont aussi fort nombreuses; celles qui y prédisposent le plus, sont les rétropulsions de la transpiration, surtout celles du cuir chevelcux; les rhumatismes des muscles du col, les maladies des viscères abdominaux aiguës ou chroniques; la siphilis mal soignée; le vice scrofuleux; des bruits trop forts; tels que la détonation, les métastases, la suite de la rougeole, la scarlatine, la variole, la gale, le prurigo, etc.

On concevra aisément, d'après ce qui vient d'être dit, qu'il nous a été plus facile qu'à tout autre médecin d'apporter des modifications dans le traitement de cette infirmité; en effet, nous avons la satisfaction d'en donner des preuves authentiques consignées en très-grand nombre dans cet ouvrage.

TRAITEMENT.

Lorsque le célèbre Stahl changea la face de la médecine pratique, il fit des vœux pour qu'on purgeât la thérapeutique de ces théories ténébreuses qui ont mis les plus grandes entraves à ses progrès. « Je voudrais, dit-il, qu'une main hardie entreprît de nettoyer cette étable d'Augias. «

La nature des maladies de l'oreille étant restée dans l'obscurité, il est tout naturel que la thérapeutique de cet organe n'ait presque jamais bien été couronnée de succès. C'est après bien des recherches et des observations que nous sommes heureusement parvenu à reconnaître le siége de la surdité, et à distinguer si la cause attaque l'appareil auditif externe ou interne. C'est après nous être bien assuré de l'état pathologique de tel ou tel organe, qu'il a été facile d'apporter de grandes réformes dans son traitement : les sétons, les cautères, les vésicatoires, les ventouses scarifiées, presque toujours employés sans le moindre succès, ont été écartés de notre médication : ce n'est que dans quelques cas de complication que nous faisons usage du vésicatoire, par exemple, lorsque cette infirmité est accompagnée d'un écoulement purulent de l'oreille, très-fréquent dans l'enfance, alors seulement cet exutoire est placé à la nuque et entretenu pendant tout le temps que le conduit est soumis à un traitement spécial, pour faire cesser l'écoulement. Dans toutes les autres surdités qui reconnaissent pour cause *la lésion du conduit* auditif externe, un simple pansement local de ce conduit suffit pour combattre la plus rebelle.

C'est par cette méthode acoustique si facile à suivre que nous avons opéré de si brillantes cures; la plupart ayant résisté à tous les autres traitements dirigés par les médecins les plus habiles, comme on peut s'en convaincre par un grand nombre de témoignages authentiques que nous jugeons convenable de joindre ici. Nous pouvons en outre affirmer, sans exagération, que les deux tiers des sourds guérissent ordinairement bien en suivant exactement notre méthode.

TRAITEMENT ORDINAIRE,

Lorsque la surdité est produite par un écoulement purulent du conduit auditif (OTORRHÉE *de quelques auteurs*).

On trouve souvent qu'une excroissance polypeuse accompagne l'écoulement du conduit auditif externe; quelquefois même la suppuration est produite par ces fungus. Le seul remède est l'extirpation, l'emploi pendant quelque temps des injections légèrement astringentes dans ce conduit, et les pansements avec l'huile acoustique. Lorsqu'il n'existe pas de polype, mais simplement un écoulement, on place alors un vésicatoire à la nuque, qu'on entretient pendant tout le temps que dure le traitement, et le conduit auditif est soigné comme il suit :

Le matin, vers midi, et le soir, faire coup sur coup dans ce canal dix ou douze injections, à l'aide d'une petite seringue, avec une dissolution ordinaire de *chlorure de calcium*, coupée chaque fois avec moitié eau tiède; placer, en outre, pendant l'intervalle des injections, une mèche en coton imbibée *d'huile acoustique*, et la laisser à demeure jour et nuit. Comme l'écoulement est fort longtemps à se dissiper, il ne faut pas perdre espoir; si au bout de quatre mois il n'a pas tout à fait disparu, on continuera toujours les mêmes moyens, et on pratiquera des frictions derrière le pavillon auriculaire, en les étendant sur toute la partie latérale du cou, d'un seul côté seulement à la fois, pendant sept ou huit jours de suite. On les fera après au côté opposé alternativement de huit en huit jours de l'un à l'autre *avec la pommade suivante* :

Axonge, une once et-demie, hydriodate de potasse, vingt-cinq à trente grains; faites selon l'art et divisez en parties égales; employez une de ces parties pour chaque friction. Cette pommade, une fois employée, en faire préparer d'autre, mais avec la précaution d'augmenter progressivement la dose de la partie active jusqu'à quarante grains, jamais au-delà. Il faut continuer ce traitement encore trois à quatre mois; à la fin, on se rendra maître des symptômes morbifiques, à moins qu'un vice scrofuleux rebelle ne résiste à ce traitement, l'un des plus énergiques pour combattre même cette dernière affection.

OBSERVATION.

Quand l'écoulement a cessé, continuer encore les injections pendant cinq ou six semaines, pour détruire parfaitement les petits ulcères qui forment le foyer de la suppuration. Après ce temps, supprimer le vésicatoire ; et donner, après, cinq à six purgatifs à la distance de 3 à 4 jours l'un de l'autre ; il faudra aussi, de temps en temps, mettre dans les oreilles un peu d'huile acoustique.

Traitement de la surdité compliquée de bourdonnements et de sifflements.

Dans le plus grand nombre de cas, tous ces symptômes cèdent à des pansements simples, faits dans le conduit auditif externe avec de l'huile acoustique ; si, après quatre mois environ ; il n'y a pas d'amélioration, il faudra ajouter au traitement des fumigations, et les diriger auxdits conduits avec un entonnoir pourvu d'une longue tubulure, en prenant la précaution de ne pas laisser toucher le bout à l'orifice auditif, l'éloigner ou le rapprocher, pour tempérer le dégré de chaleur, et les laisser durer de quinze à vingt minutes chaque fois. Les substances employées avec succès en fumigations, sont : l'arnica, la menthe vulgaire, les feuilles de fenouil, la morelle, le pavot, la jusquiame, etc ; pour préparer la vapeur fumigatoire, il suffit de faire bouillir deux fortes pincées d'une de ces plantes, pendant dix à douze minutes, avec environ un litre et demi d'eau dans une cafetière, et placer ce vase, recouvert d'un entonnoir, sur une table d'une hauteur convenable pour prendre la fumigation ; elle doit avoir lieu de préférence le soir avant le pansement acoustique.

Lorsque la surdité n'est pas compliquée, les meilleurs moyens pour la combattre consistent dans un simple pansement du conduit auriculaire méthodiquement fait avec l'huile acoustique. (*Voir page* 7, MIGRAINE.)

Quand la surdité est produite par la lésion de l'oreille interne, nous avons dit comment on pouvait la reconnaître (avec une montre) ; alors nous mettons en usage divers traitements internes qui produisent de bons effets. Mais, avant d'y avoir recours, nous soignons d'abord le conduit externe pendant quelque temps ; car l'oreille externe et l'interne ont des rapports si intimes que souvent en appliquant le remède au conduit auditif externe, il opère sur l'organe *interne*, comme nous l'avons vu fréquemment.

Les moyens employés pour l'oreille interne consistent ordinairement à faire des injections par l'orifice de la trompe d'Eustache. A cet effet, on introduit une sonde creuse dans une narine ; son extrémité supérieure, arrivée derrière la fosse nasale, est passée ensuite dans l'orifice de la trompe d'Eustache, tandis que l'extrémité inférieure reste en dehors et fixée : on pousse par celle-ci le liquide. Nous avons inventé une sonde à double conduit pour qu'une partie du liquide revienne passer par son extrémité inférieure, tandis que les anciennes avaient l'inconvénient de laisser tomber toute l'injection dans l'arrière-bouche, ce qui est souvent très-incommode.

Cette opération, qui exige beaucoup d'habitude et certaines précautions, est du ressort du médecin. Ces injections se composent ordinairement d'un liquide adoucissant, et légèrement narcotique, etc.

Extrait des journaux d'Allemagne, de France, et copie des lettres des personnes guéries radicalement.

1° Gazette d'Augsbourg : JOURNAL UNIVERSEL D'ALLEMAGNE, du 31 décembre 1831. — Les journaux les plus accrédités ont parlé de la manière la plus honorable du traitement de M. *Mène Maurice*, médecin à Paris, pour guérir la surdité. Parmi les personnes distinguées d'Allemagne soignées avec succès par cet habile praticien, sont : le baron *Oertzen*, gentilhomme du grand-duc de Mecklembourg-Strelitz ; il était sourd presque complétement des suites de la rougeole depuis 18 ans ; M. le baron de *Winkell*, premier inspecteur des forêts à Rosbach, âgé de 69 ans ; baron de *Ribbeck*, à Horst (Prusse) ; Mme *Muller*, à Raval ; M. *Ramer*, à Forest ; baron *Joacden* ; Mme *Meiner*, à Landau. (France). — *Le Constitutionel, le Courrier Français, la Gazette de France*, du 4 septembre *idem*, *le Journal des Débats*, *le Temps*. (Angleterre), *le Times* du 22 août, *Hérald*, *Morning Chronicle*, etc., le *Post*, journaux anglais des 15, 17 et 22 juillet dernier, ont aussi fait le même éloge.

Autres belles cures obtenues en France, que nous croyons devoir faire connaître.

1° A Paris, MM. *Mouilloson*, parfumeur, rue de Seine. Sa surdité avait résisté à tous les autres traitements faits antérieurement; *Gérard*, Cul-de-sac Biard, 8; *Vauvri*, âgé de 75 ans; 15 ans de surdité presque complète, rue Phelippeau, 15; *Masson Laurent*, ancien employé des Princes, faubourg Saint-Honoré, 42; le général *Robusson*, rue de Clichy; *Pluchonneau*, marchand de bois au canal St-Martin, quai Volney; *Davière*, propriétaire, rue des Fossés-Montmartre, 20; surdité complète, *Falampin*, avocat, rue du 29 juillet, 3; 18 ans de surdité, *Gaudard*, rue du Marché Daguesseau, 8; *Laniel*, même adresse; Mme locataire chez M. Gérard, à St-Denis; *Bain*, propriétaire à Vincennes; Mme *Noblet*, rue de Sèvres, 106, à Vaugirard, 12 ans de surdité : en province, *Coiffé*, à Chaumont, près Izors, (Oise); *Roire*, à Mole, près Versailles; Mme *Legrand*, à Neuville, près Pontoise, surdité presque complète; *Domingel*, chapelier à Dijon, 25 ans de surdité complète; il a eu la constance de se traiter pendant 13 mois; *Roi*, contrôleur en cette dernière ville; Mme la baronne *Dubois*, à Sens; *De la Chambre*, huissier à Péronne (Somme); *Minne*, percepteur à Bouchain, (Nord); *Debrette*, inspecteur de l'enregistrement à Bourges, 15 ans de surdité presque complète; *Nègre*, ancien négociant à Nismes, âgé de 82 ans, 30 ans de surdité complète; *Adam*, à Evreux, *Lancause*, négociant à Touneins; le Maire d'Isac, près Libourne; *Olivier*, chef de bureau à la préfecture d'Auch; Mme *Charault*, directrice de la poste aux lettres à St-Amand-Moutrond, près Bourges, 12 ans de surdité; le baron d'*Hartanez*, près Caen; *Maçon*, avocat, père de M. le sous-préfet de Lectoure, (Gers); *Voisin*, capitaine retraité à Longcourt, près St-Malo, 20 ans de surdité complète : ainsi qu'un grand nombre d'autres inutiles à citer, tous parfaitement guéris radicalement malgré le plus grand nombre compliquées de migraine et autres symptômes.

TÉMOIGNAGES.

Lettre de M. le baron de Ribbeck de Horst (Prusse).

« Monsieur, Horst, près Ryrtz, 6 décembre 1831.

« C'est avec bien du plaisir que je puis vous donner aujourd'hui l'assurance que le traitement prescrit par le docteur Mène Maurice a produit un effet très-salutaire sur mon ouïe. L'oreille droite a recouvré la même faculté d'entendre qu'elle avait avant que je n'eusse le malheur de la perdre, les bourdonnements continuels qui m'empêchaient d'entendre ont presque totalement disparu. Cette dernière amélioration n'a eu lieu qu'après quatre mois de traitement; cependant l'ouïe paraissait vouloir revenir au bout de deux mois, mais les bourdonnements continuaient toujours. Dans ce moment-ci, l'ouïe est très-bonne, les bourdonnements ont cessé.

» Agréez, etc.

» *Signé* le baron de RIBBECK. »

« Monsieur le Docteur,

» J'étais sourd depuis huit ans; mon infirmité augmentait tous les jours, je vins vous consulter il y a un mois. J'ai traité mes oreilles exactement comme vous me l'avez ordonné. Maintenant je suis guéri radicalement; toutes mes connaissances en sont surprises, elles me demandent quel est le médecin qui m'a si bien traité. Pensez, Monsieur, que je ne manque pas de vous citer. Comme je suis très-connu dans mon département, à cause de ma profession de marchand de draps, je me ferai un plaisir d'engager toutes les personnes sourdes que je connaîtrai à venir chercher près de vous du soulagement. Vous pouvez publier ma guérison sur les journaux, si vous le jugez à propos.

Recevez, M. le Docteur, etc.

» *Signé* CONSTANT PIESSE. »

Montereau (Seine-et-Marne), le 28 août 1833.

Lettre de M. Dunaine, neveu de M. Étienne, député.

Monsieur le Docteur,

« Je m'empresse de vous transmettre, par l'organe de mon jeune frère, quelques détails sur les modifications qu'a subies ma surdité, résultat de votre prescription. Si j'en juge par ma propre expérience et par les témoignages des personnes qui m'entourent, l'oreille a repris ses fonctions; les premiers moyens que beaucoup d'autres médecins célèbres de la capitale m'avaient ordonnés n'avaient produit aucun résultat avantageux.

Agréez, etc.

Signé DUNAINE,

Homme de lettres, à la Maison-Blanche, près Paris.

Lettre de M. Massignac, négociant, Calvestraat. n. 165, *à Amsterdam, du* 30 *juin* 1832.

Monsieur le Docteur,

« Vous ignorez sans doute que plusieurs personnes atteintes de surdité dans notre ville vous doivent leur guérison, parmi lesquelles une demoiselle âgée de 24 ans sourde depuis l'âge de 2 ans. Les parents avaient essayé tous les remèdes imaginables et consulté les médecins les plus habiles de la Hollande, sans pouvoir obtenir la moindre amélioration. Votre prescription seule a donné l'ouïe à cette jeune personne; je suis chargé de vous témoigner la reconnaissance de toute la famille. Veuillez, je vous prie, l'accueillir comme si elle vous était exprimée par elle-même. Elle se serait empressée de le faire, si elle avait su le français. Je me suis fait un vrai plaisir d'être son interprète. »

Autre lettre de M. Frédéric Lohrs, à Holzeninden (Hanovre), 9 *novembre* 1831.

Monsieur,

« Pénétré de reconnaissance, je m'empresse de vous annoncer que le traitement que vous m'avez prescrit et que j'ai suivi très-exactement, a produit le résultat désiré. Depuis bien longtemps j'étais sourd, et mon infirmité était accompagnée d'un bourdonnement continuel, surtout dans l'oreille gauche, ce qui m'empêchait de rien entendre de ce côté-là; j'avais employé, sans le moindre résultat, les remèdes que les plus habiles médecins de notre pays m'avaient ordonnés. »

Agréez, etc.

Signé FRÉDÉRIC, négociant.

Lettre de M. le baron de Vinkell, premier inspecteur des fôrets, à Rosbach (Bavière), *adressée à M. de Christhophe Ch. Bourcard, négociant, à Bâle.*

Monsieur,

« Je suis âgé de 69 ans, j'étais sourd depuis un grand nombre d'années; j'avais consulté un grand nombre de savants médecins d'Allemagne, leur prescription n'a jamais porté la moindre amélioration à mon infirmité. M. de Christophe Bourcard, négociant à Bâle, me conseilla de consulter le docteur Mène Maurice, de Paris. Sur les renseignements qui me furent donnés, je m'empressai de faire prendre sa consultation; le traitement que ce médecin me prescrivit a bien réussi. Maintenant je puis me livrer à la musique, particulièrement au piano, que j'aime beaucoup. Mais j'avais été obligé d'y renoncer, faute d'entendre les sons et l'harmonie; je me trouve bien heureux d'avoir pu me débarrasser de cette infirmité, qui me rendait mélancolique, et souvent la vie me paraissait à charge.

Signé le baron WINKELL.

Rosbach, le 30 octobre 1830. »

Strasbourg, le 6 juillet 1829.

« Monsieur le docteur,

» Un enfant mâle, mon petit-fils, né en 1820, prit la fièvre scarlatine à la fin de mars 1826. Cette maladie fut tellement méchante, que les humeurs se portèrent toutes à la tête, d'où il est résulté que, faute de vésicatoire, l'enfant a perdu l'œil droit, et par suite a été presque tout à fait sourd; j'emploie l'huile acoustique que vous m'avez ordonné depuis la fin d'avril dernier; les deux oreilles alternativement soignées pendant huit jours chaque, cela a donné à l'ouïe une amélioration marquante. Pensez-vous qu'il faille continuer encore, pour obtenir une guérison complète, ou faut-il faire autre chose, etc.? Voilà pourquoi je vous supplie de m'indiquer la marche à suivre pour l'obtenir.

» Agréez la parfaite considération de votre dévoué et obéissant serviteur,

» *Le lieutenant-colonel d'artillerie retraité, chevalier de Saint-Louis et de la Légion-d'Honneur,*

Signé BIGOT,

Place du Corbeau, n. 65. »

Lettre de M. le vénérable abbé GUT, à Biesca, canton de Tessin (Suisse) à M. Christophe BOURCARD, *à Bâle.*

« Monsieur,

Quoique âgé de 80 ans, et sourd depuis un grand nombre d'années, j'ai, grâce à Dieu, recouvré entièrement l'ouïe, par l'huile acoustique que le docteur Mène m'a prescrite, c'est pourquoi je ne saurais trop recommander cet habile praticien aux personnes affligées de cette infirmité. »

Signé GUT.

2e *Lettre de M. Peschier, de Genève, membre de plusieurs Académies et Sociétés savantes de l'Europe.*

(Surdité très invétérée.)

« Monsieur le docteur,

» J'ai fait usage de l'huile acoustique que vous m'avez ordonnée; je suis enchanté de vous dire qu'elle m'a rendu l'ouïe que j'avais perdue complètement depuis dix-huit ans; d'une oreille, j'entends ce qu'on me dit à voix basse; et l'autre oreille, dont la surdité augmentait graduellement, a acquis aussi une sensibilité telle, que j'entends tout ce que l'on dit loin de moi. Quand je porte la main à l'oreille et que je parle, il me semble que j'élève la voix. Il y a tout lieu de croire, d'après ce changement si avantageux, que mon ouïe restera très-bonne; dans le cas contraire, j'aurai l'honneur de vous l'écrire.

» Recevez donc, monsieur le docteur, ma reconnaissance et mon sincère dévouement.

Signé PESCHIER.

Genève, ce 6 novembre 1829.

Lettre de M. le baron d'OErtzen, chambellan et gentilhomme du grand-duc de Mecklembourg-Strélitz.

« Monsieur,

» Il y a environ 18 ans que j'avais éprouvé les symptômes d'une surdité qui s'était accrue au point que je n'entendais plus rien. Cette infirmité s'est présentée à la suite d'une fièvre scarlatine nerveuse; j'ai voulu faire usage du traitement du docteur Mène Maurice de Paris contre la surdité. Au quatorzième jour de son emploi j'ai commencé à m'en trouver bien; au bout de six semaines, l'ouïe s'est perfectionnée au point que j'entends aussi bien que tout homme sain. Il est cependant encore de certains moments que l'organe auditif est faible : je l'attribue aux nerfs de l'acoustique étant trop irrités. Serait-il prudent de suspendre ou de continuer le traitement? Je dois observer qu'il ne me cause pas la moindre *douleur* aux oreilles : je demande encore l'avis du docteur Mène pour fixer la marche que j'ai à suivre.

» Recevez, monsieur, l'assurance, etc.

» *Signé* J. VAN D'OERTZEN,

Chambellan et Gentilhomme forestier du Grand-Duc de Mecklemburg-Strélitz. »

Stargard, le 26 mai 1830.

N. M. Mène Maurice observe que cette surdité est de plus invétérées, et qu'elle a été produite par la scarlatine, et que le même traitement dissipera les faiblesses qui surviennent de temps en temps.

Lettre de M. Juge de Solognac, de Beaulieu, ancien maire de Clermont-Ferrand, département du Puy-de-Dôme, adressée à M. Aubiguer, pharmacien à Clermont-Ferrand.

« Monsieur,

« Vous avez invité toutes les personnes qni ont pris chez vous de l'huile acoustique, à en faire connaître les effets. Je vais avoir l'honneur de vous faire part de ceux que j'en ai éprouvés.

» Peut-être est-il bon que je vous accuse mon âge : j'ai 75 ans. Peut-être aussi est-il à propos que j'entre dans quelques observations préliminaires sur ma surdité.

» Depuis quelque temps, je m'apercevais que j'avais les oreilles très-obscures. J'en parlai, il y a environ un an, à M. le docteur Bonnabeaud, qui jugea, sur mon récit, que ma surdité pouvait avoir pour cause un rhumatisme sur la tête, qui est entièrement chauve. Il me conseilla beaucoup de chaleur, une perruque, ou tout au moins un faux toupet Je lui fis mention de l'huile acoustique prescrite par le docteur Mène Maurice; il me dit seulement la connaître par les journaux de médecine qui en faisaient l'éloge, et la déclaraient inoffensive.

» Je me décidai à acheter un flacon, que j'ai bien gardé six mois sans oser y toucher; cependant mes oreilles empiraient, principalement la gauche, et souvent toutes les deux ne rendaient pas plus de son qu'une botte de foin. Je m'adressai à une dame, aussi obligeante que charitable, pour la prier de consulter un de ses parents, médecin à Paris, sur l'usage qu'il pouvait avoir ordonné de cette huile acoustique du docteur Maurice. La réponse ne se fit pas attendre. « Ce remède, écrivait-il, est dans la classe des excitants, et peut produire de bons effets dans le cas où la surdité est produite par un défaut de sécrétion dans le canal auditif externe, ou par le relâchement de la membrane du tympan. On peut, je crois, en essayer l'usage sans inconvénient, surtout avec la précaution de s'arrêter, s'il survenait de la douleur et une inflammatiou à l'oreille, qui pourrait se communiquer à l'intérieur si on persistait à user de ce remède.

» Si la surdité est produite par la paralysie du nerf acoustique, ce moyen, comme tous les autres, ne produira aucun effet. »

» Toutes mes indécisions furent terminées par cette lettre, et le 14 mars dernier je commençai la pratique du remède par l'oreille gauche comme la plus infirme. Le 23, j'attaquai la droite; le 31, je retournai à la gauche, et je m'y suis arrêté pendant près de deux mois sans éprouver aucun soulagement.

» Mon flacon pouvait encore suffire au besoin de cinq à six soirées; mais j'y renonçai par découragement, et je me résignai à ne plus entendre que de l'oreille droite, qui, souvent, par le brouillard ou le froid m'avait été infidèle. Quelle fut ma surprise, monsieur, lorsque sur la fin de mai, je sentis quelque mouvement dans l'oreille gauche, où il se faisait parfois un petit bruit, comme un petit vent qui se dégage! Je soupçonne le retour de l'ouïe; je ferme bien l'oreille droite, néanmoins j'entends bien distinctement les sons et les paroles. Je garde mon secret, et de moi-même je reviens à l'huile acoustique, dans l'espoir que quelques prises de plus vont consolider ma guérison. Après deux soirées, je soumets mon oreille à l'épreuve; elle m'est tout à fait contraire.....

» Je cesse entièrement. Huit ou dix jours après, j'éprouve la même dilatation, le même petit bruit que la première fois, un peu de chaleur en dedans et en dehors. Je bouche avec soin l'oreille droite, et par la gauche, j'entends de nouveau tout ce qui se fait et tout ce qui se dit autour de moi. Depuis ce moment, plus d'interruption dans le service de mon organe; il me semble que, à peu de chose près, je l'ai recouvré.

» Ainsi s'est vérifié ce qui est annoncé dans l'ordonnance, que c'est quelquefois au bout de deux mois que se déclare le bon effet du remède.

» Ma lettre est longue, peut-être trop détaillée; cependant en général, les parties intéressées ne s'en plaignent pas, parce qu'elles cherchent à rencontrer dans les maux des autres des analogies avec les leurs. Je désire de tout mon cœur que mon expérience personnelle rassure les timides et détermine les incertains.

» J'ai l'honneur d'être avec une parfaite considération, Monsieur, votre très-humble et très-obéissant serviteur,

» *Signé* JUGE DE SOLOGNAC.

Beaulieu, 7 juin 1830.

P. S. « J'ai différé jusqu'à ce jour l'envoi de ma lettre pour me donner le temps de bien constater l'utilité de l'huile acoustique, et je persiste dans ma foi à son efficacité, puisque mes oreilles ont résisté à l'humidité et à l'impétuosité des vents qui nous désolent. »

Paris, 21 février 1830,

Monsieur le Docteur,

« Je ne puis me dispenser de vous adresser mes remercîments : depuis trois ans que j'étais sourd, principalement de l'oreille gauche, j'ai employé tout ce que les médecins les plus distingués de la capitale m'ont ordonné, sans en retirer aucun amendement. Un de mes amis me conseilla de venir vous trouver; j'eus le plaisir de venir le 1er octobre dernier. Dans l'espace de six semaines de traitement que j'ai fait très exactement, tel que vous me l'avez prescrit, j'ai été parfaitement guéri, et je suis aussi à mon aise qu'avant ma surdité. Combien je dois de la reconnaissance à mon ami, et à vous, M. le Docteur combien je vous en dois de m'avoir guéri d'une si cruelle infirmité ! J'emploie de temps en temps de l'huile acoustique afin d'entretenir une bonne ouïe.

» J'ai l'honneur d'être, M. le Docteur, votre très dévoué serviteur, *Signé* MOUILLERON, *rue de Seine, n*° 59. »

Vaugirard, 18 juillet 1830.

Monsieur le Docteur,

« J'ai l'honneur de vous informer que ma femme est tout à fait guérie de sa surdité ; elle en était affligée depuis douze ans. Six semaines de traitement que vous lui avez prescrit ont suffi pour la débarrasser complètement de cette infirmité ; elle est comblée de joie et fait des vœux, ainsi que toute la famille, qui partage son allégresse, ponr que votre talent s'étende sur tous les malheureux affligés de surdité ; et, il faut l'espérer, ils trouveront la même félicité ou du moins du soulagement.

» Cette découverte est un bien précieux pour l'humanité ; on ne saurait trop la publier.

» Monsieur,

» Daignez accepter mes salutations et ma reconnaissance, etc.,

» *Signé* NOBLET, propriétaire,

» *Rue de Sèvres, n*° 106, *à Vaugirard.* »

Lettre de madame Charault, directrice des postes, à Saint-Amand-Montrond.

A M. Deschamps, pharmacien à Bourges.

» Monsieur,

» Les personnes qui vous ont appris que j'avais été guérie par l'huile acoustique, prescrite par le docteur Mène Maurice, de Paris, ne vous ont point induit en erreur. Il est très vrai que j'ai fait prendre chez vous un flacon de cette huile, qui m'a produit un tel soulagement, qu'après vingt-cinq jours de traitement, une entière surdité, que j'avais depuis douze ans, a totalement disparu, sans que j'aie éprouvé aucune souffrance.

» Mai, 1834, *Signé*, V. D. CHARAULT.

Lettre de M. Debrette, inspecteur de la régie d'enregistrement, à Montluçon (Allier), adressée à M. Aubertot, maître de forges, et membre du comité consultatif des fabriques de France, officier de la Légion-d'Honneur, à Vierzon.

« Mon cher Monsieur,

» Comme vous le savez, j'étais presque totalement sourd; depuis long-temps j'avais renoncé à toute espèce de traitement, lorsqu'un de mes amis, aussi atteint de cette infirmité, vint m'apprendre sa guérison et me dit la devoir à l'huile acoustique que lui avait prescrite le docteur Mène Maurice de Paris. Je n'ai pas balancé un instant à en faire usage, à la vérité un peu longtemps, mais non infructueusement, puisque dans ce moment je suis parfaitement guéri : c'est vraiment un miracle. »

Décembre, 1833, *Signé*, DEBRETTE.

Lettre de M. Casteing, propriétaire à Boulac, près Castel-Sarrasin. (Tarn-et-Garonne.)

A M. Ferrier père, négociant à Toulouse.

Monsieur,

« Je dois vous témoigner ma reconnaissance pour m'avoir conseillé de faire usage de l'huile acoustique du docteur Mène Maurice, de Paris. Ma surdité qui était devenue presque complète, depuis le commencement de 1830, a été combattue par ce remède avec le plus grand succès. Mon ouïe est revenue aussi bonne qu'elle n'a jamais été, j'en suis surpris moi-même; vous apprendrez, je l'espère, cette nouvelle avec satisfaction. Dans cette attente, je vous prie de me croire,

Votre tout dévoué, *Signé*, CASTEING. »

Boulac, ce 4 mai 1835.

Ariss Birmingham gazette.

Monday August, 31 1835.

Atherstone near Birmingham.

Sir Allow me to assure you of my gratitude for the benefit I have recived from the acoustic oil of docteur Mene Maurice, of Paris. I had been deaf for upwards of thirty years now in my 76 th year and I am happy to say, from the assistance I have had from this acoustic oil, may hearing is almost perfectly restored.

Your's, etc. *Signed,* Wm. HARRINGTON LAGOE.

To M. P. Mills, marchant, Birmingham, 58 Edgbaston Street.

Traduction. — *Gazette de Birmingham.* (Angleterre.)

Lundi 31 août 1835.

Atherstone, près Birmingham.

Monsieur,

« Je m'empresse de vous témoigner ma gratitude pour m'avoir conseillé de faire usage de l'huile acoustique, prescrite par le docteur Mène Maurice, de Paris. J'étais presque tout à fait sourd depuis plus de trente ans, et quoi qu'âgé de 76, je suis parfaitement guéri de cette infirmité, par l'effet de l'huile acoustique; je crois devoir rendre cette cure publique, etc. »

Signé, WM. HARRINGTON LAGOE.

A M. Mills, négociant, rue Edgbaston, n° 58, à Birmingham.

Lettre de M. Masson, avocat à Lectoure (Gers), père du sous-préfet de cette ville.

Monsieur le Docteur,

« Je suis resté sourd pendant trois ans de mes deux oreilles, au point que je fus obligé de quitter le barreau. J'éprouvais aussi dans mes oreilles un bruit semblable à un espèce d'harmonica, et un tintement continuel, surtout quand je secouais la tête. J'ai fait votre traitement, en suivant régulièrement votre ordonnance; j'ai retrouvé le moyen d'entendre pour faire la conversation et entendre bien ceux qui me parlent. J'ai à remercier le ciel de ce bienfait, à l'aide de l'huile acoustique. Il me reste cependant encore un peu de bruit dans les oreilles; je désire savoir de vous si je dois continuer encore le traitement indiqué dans votre ordonnance, ou si je dois suspendre pendant quelque temps; un mot de réponse me suffira, et je me conformerai à ce que vous me prescrirez.

» J'ai l'honneur, etc. » *Signé*, MASSON, père,

Avocat.

Lectoure, le 1 janvier, 1835.

Genève, le 14 août 1830.

Note envoyée par M. Péchier, professeur de chimie, à Genève, à M. le docteur Mène Maurice.

Une ouvrière agée de 40 ans, née de parents qui n'étaient pas sourds, fut atteinte il y a environ 16 ans, d'un catarrhe qu'on ne soigna pas, et qui lui laissa de violentes douleurs dans la tête, il survient après une fièvre maligne, alors la surdité augmenta considérablement; au bout de quelques années elle n'entendit plus rien de l'oreille droite; il se manifesta aussi de la faiblesse dans la tête et quelquefois de l'embarras dans les idées, la surdité devient ensuite complète à l'oreille gauche. Elle a fait votre traitement avec l'huile acoustique, au bout de quelques mois de son emploi l'ouïe s'est améliorée, la malade a pu entendre le son des cloches étant dans sa chambre, à présent elle entend assez bien les personnes qui lui parlent, elle a retiré de l'oreille droite quelques fragments de peaux mortes, mais cette oreille est devenue douloureuse en dedans, l'oreille opposée a aussi participé à cette sensibilité, mais à un faible degré; on a cessé le traitement à cause de la douleur. Faut-il continuer ou attendre quelques jours avant de reprendre? Veuillez avoir la bonté de me répondre de suite on suivra votre avis.

Votre dévoué. *Signé*, Péchier.

Monsieur le Docteur,

Ma femme ayant pris dans le temps des fraîcheurs à la tête, devint ensuite sourde, avec complication de bourdonnements, de sifflements et d'étourdissements qui ne lui laissaient pas un jour de repos. D'après votre avis elle a fait usage de l'huile acoustique, qui a très-bien opéré, l'ouïe à peu de chose près est revenue, mais les bourdonnements ne sont pas encore tout à fait dissipés, je vous prie de vouloir bien nous dire s'il faut continuer le traitement et s'il y a espoir de la débarrasser définitivement du bruit qu'elle éprouve encore dans sa tête.

Dans l'attente, j'ai l'honneur d'être,

Signé, Vaicle,
adjoint au maire de Pontorson, (Manche).

Ce 14 juillet 1835.

P. S. J'oubliais de vous dire que nous avons envoyé votre brochure à une personne de nos amis, à St.-Malo, qui l'a communiquée à des sourds, qui ont fait le traitement avec succès, entre autres, M. le capitaine Voisin, de long cours, qui depuis 20 ans n'entendait plus; depuis qu'il a fait usage de l'huile acoustique il a recouvré parfaitement l'ouïe.

FIN.

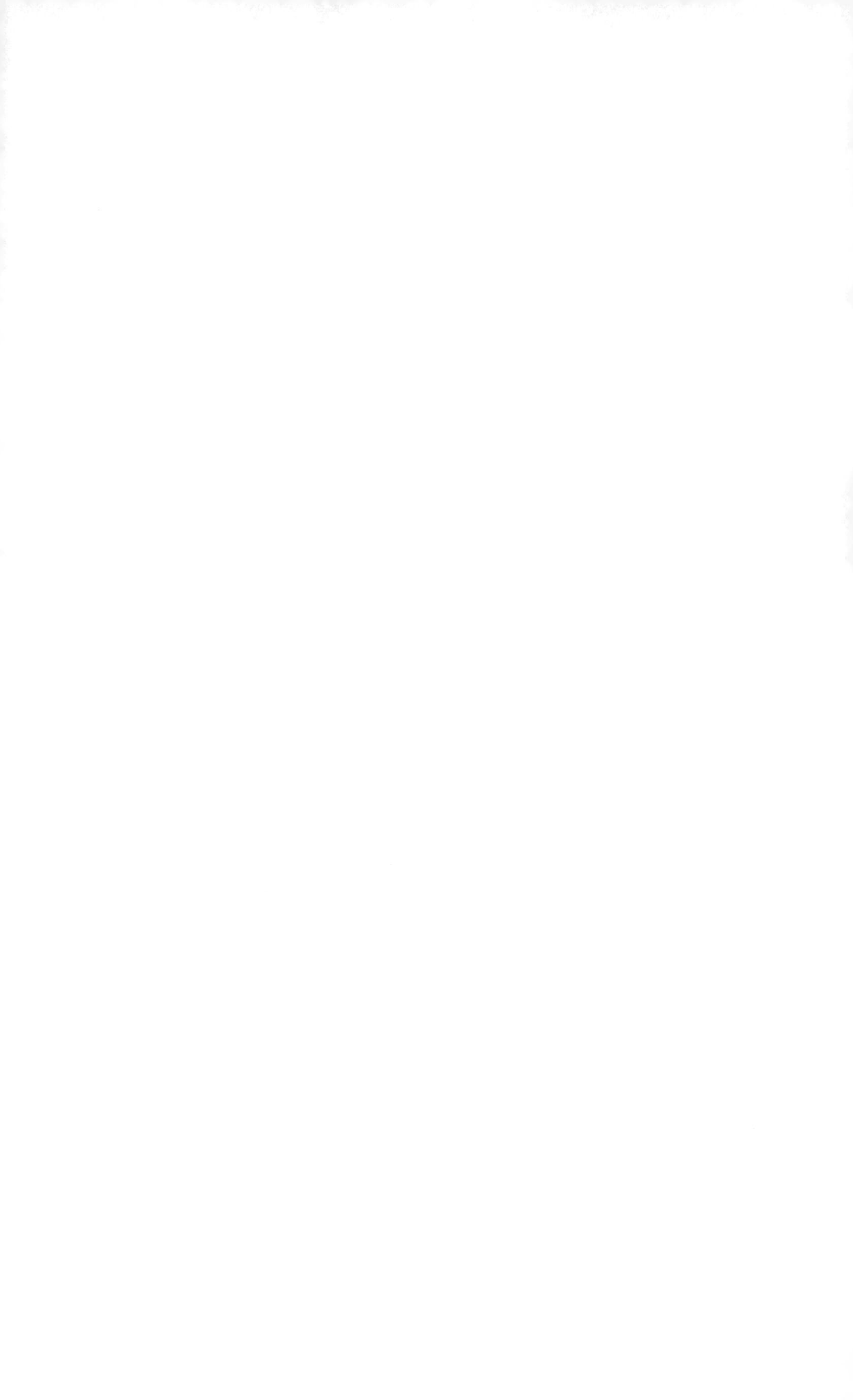

www.ingramcontent.com/pod-product-compliance
Ingram Content Group UK Ltd.
Pitfield, Milton Keynes, MK11 3LW, UK
UKHW012259240726
13966UKWH00004B/1487